CONSIDÉRATIONS

SUR QUELQUES

TUMEURS ABDOMINALES.

PARIS. — RIGNOUX, IMPRIMEUR DE LA FACULTÉ DE MÉDECINE,
rue Monsieur-le-Prince, 31.

CONSIDÉRATIONS

SUR QUELQUES

TUMEURS ABDOMINALES,

PAR

EUGÈNE ROYET,
Docteur en Médecine de la Faculté de Paris,
Interne en Médecine et en Chirurgie des Hôpitaux et Hospices civils de Paris,
Médailles de l'Administration de l'Assistance publique (1856-1860),
Membre correspondant de la Société Anatomique,
Membre de la Société Botanique de France.

PARIS.

ADRIEN DELAHAYE, LIBRAIRE,
place de l'École-de-Médecine, 23.

1861

CONSIDÉRATIONS

SUR QUELQUES

TUMEURS ABDOMINALES.

Une révolution tend à s'opérer parmi nous, et paraît devoir agir sur les esprits avec la force ordinaire aux réactions. Placé, au début de mes études, dans un milieu imbu des idées d'un organicisme outré, je n'ai pas été témoin sans un vif intérêt de l'envahissement rapide de son puissant adversaire, le vitalisme. De l'enseignement que j'ai recueilli du spectacle de leur lutte, j'ai cru pouvoir conclure que, de part et d'autre, on ne s'était pas toujours renfermé dans les justes limites d'une sage discussion. On eût dit comme l'apparition simultanée et inattendue de deux vérités, qui aurait porté le trouble dans les jugements de tous. Chaque camp, en effet, croyant à la possession exclusive du vrai, et affirmant avec exaltation sa foi scientifique, refusait ainsi, sans s'en apercevoir, toute critique de ce qui n'était pas lui. Je n'ai pas l'intention de discuter ici ces grandes questions, qui ont donné lieu récemment à de solennels débats académiques ; mais, avant d'entrer dans les quelques considérations qui feront le sujet de cette thèse, et qui pourraient paraître minutieuses à certains esprits, j'éprouvais le besoin de rappeler que le plus sage dans la science est de rechercher la vérité sans idée préconçue, que rien ne doit être négligé quand il s'agit d'études aussi complexes que les études médicales, pas plus les investigations anatomiques que les synthèses, et qu'il faut s'attendre à recevoir des services des unes comme des autres.

Je n'aborderai certainement pas tout ce qui se rattache à l'histoire des tumeurs abdominales ; un pareil travail m'entraînerait dans des développements trop considérables, et qui ne sauraient trouver place ici. Le but que je me propose est beaucoup plus modeste ; persuadé que certains faits, même isolés, fournissent souvent de grands éléments d'instruction, je me bornerai surtout à énoncer et discuter les observations que j'ai recueillies, en m'efforçant d'en tirer des considérations pratiques. C'est donc l'impression des faits qu'il m'a été donné de voir que je vais tâcher de rendre dans cette thèse ; aussi ne faut-il pas demander à ce travail la régularité des divisions classiques ; le plus ou moins d'importance des points sur lesquels je voudrai m'appesantir sera mon seul guide dans la division des chapitres.

Des tumeurs de toute nature peuvent se rencontrer dans l'abdomen ; nous y trouvons le cancer avec ses formes variées ; les kystes, depuis les plus simples jusqu'aux plus compliqués ; les tubercules, les collections purulentes de toute espèce, les corps fibreux, les grosseurs normales et anormales, l'hypertrophie morbide de certains organes, comme celle de la rate, ou leurs déplacements, comme ceux du rein par exemple ; l'ascite, l'hydropisie enkystée du péritoine, l'amas de fèces endurcies, et tant d'autres. Dans l'étude qui va suivre, je le dis tout d'abord, je n'aurai en vue que le cancer, les kystes, les abcès, les tubercules et les corps fibreux ; ce sont du reste les tumeurs les plus communes.

Difficultés du diagnostic.

Deux choses, dans l'histoire de ces tumeurs abdominales, sont surtout importantes à connaître pour le clinicien, au point de vue et du pronostic et du traitement ; c'est d'abord leur nature, et ensuite leur siége. Voyons s'il y a possibilité d'éclairer ces deux points.

NATURE.

C'est par l'ensemble des phénomènes généraux que l'on a le plus de chance d'établir la nature des tumeurs intra-abdominales. J'ai donc cherché si à chacune d'elles correspondait un état général appréciable, qui pût aider au diagnostic, l'examen direct ne donnant souvent aucun résultat utile et laissant le médecin dans l'indécision. Malheureusement je n'ai rencontré aucun signe satisfaisant. Au début, toutes ces tumeurs, fussent-elles de la pire espèce, ne sont ordinairement accompagnées d'aucune modification de la constitution qui se traduise extérieurement ; ce n'est que plus tard que les dégâts de l'économie se déclarent, et encore même à cette époque, la confusion n'est pas toujours dissipée. On voit parfois, en effet, ces tumeurs bénignes ou malignes, quand elles sont parvenues à un grand développement, coïncider avec une détérioration presque égale de la constitution. Passons du reste chacune d'elles en revue, et voyons le parti que l'on peut tirer des troubles qui se manifestent à leur suite.

La cachexie particulière que l'on observe dans les cancers avancés est bien tranchée; ceux en effet qui sont atteints de pareilles tumeurs ont un cachet particulier qui n'échappe à personne; la coloration du corps et l'expression de la physionomie trompent rarement un œil exercé ; un ensemble d'autres signes indiqués partout, et que je ne rappellerai pas par conséquent, complète le tableau. Si donc, dans de pareilles conditions, vous avez à porter un diagnostic sur une tumeur du ventre, et que vous soyez bien sûr qu'il n'y a de cancer nulle part ailleurs, le doute ne sera pas possible ; mais les choses ne sont pas toujours aussi nettement dessinées, et un point capital, dont il faut se souvenir, c'est que la cachexie est loin d'exister constamment, même avec les cancers les mieux caractérisés et datant de plusieurs années. J'ai fait en effet l'autopsie d'individus qui avaient seulement un petit noyau cancéreux, et chez qui cependant la cachexie était très-prononcée ; j'en ai vu d'autres porteurs de masses énormes avec toutes les apparences de la santé, ou du moins sans signes évidents de cachexie; l'absence de celle-ci avec une grosse tumeur n'est donc pas une raison suffisante pour affirmer qu'elle n'est pas maligne. C'est justement parce qu'on n'avait pas remarqué de phénomènes généraux chez le malade, qu'on a commis l'erreur de diagnostic suivante :

OBSERVATION Ire. — *Cancer développé dans l'épaisseur de l'épiploon gastro-splénique, pris pour un kyste de la rate. Mort, autopsie.*

A....., 55 ans, homme de peine, entre à l'hôpital Lariboisière le 18 septembre 1860, service de M. Chassaignac.

Pas d'antécédents cancéreux; jamais de fièvre intermittente; tousse assez fréquemment. Il y deux ans, coup de bouteille pleine dans le ventre, à la suite duquel il reste quelque temps malade.

Depuis trois mois et demi seulement, il s'est aperçu qu'il avait une grosseur dans le côté gauche; elle n'est pas douloureuse et ne cause qu'un peu de gêne. Jamais de fièvre, parfois quelques vomissements.

Jamais d'ictère; pas d'épistaxis ni d'hémorrhoïdes. Quand le malade entre à l'hôpital, il a toutes les apparences de la santé; il est robuste, il a de l'embonpoint et mange avec appétit : aucun signe cachectique extérieur; il se plaint seulement que sa tumeur l'empêche de travailler. Celle-ci s'étend depuis la base de la poitrine à gauche, presque jusqu'au pubis, et dépasse l'ombilic de trois travers de doigt. Matité dans toute cette étendue, et résistance kystique très-manifeste; pas d'ascite. On pense à un kyste et on le ponctionne avec un petit trois-quarts, le 1er octobre, sans établir préalablement des adhérences. Il sort près d'un litre et demi de bouillie noirâtre, qui semble confirmer le diagnostic de tumeur de la rate. On retire ensuite le trois-quarts, et tout se passe bien : pas de fièvre, aucune douleur, aucun signe d'épanchement; appétit conservé.

Mais, les jours suivants, la tumeur, qui avait diminué lors de la ponction, reprend bien vite son volume qu'elle dépasse même, d'après le dire du malade; le teint n'a toujours rien de cachectique.

8 novembre. Fièvre lente; manque d'appétit; quelques hoquets; le ventre se ballonne et devient douloureux.

Le 10. Péritonite bien déclarée, mais elle n'a pas la marche d'une péritonite par perforation.

Le 15. Mort le matin.

Autopsie le lendemain 16. Tumeur ayant les dimensions indiquées, recouvrant l'estomac par en haut et le côlon transverse par en bas. Rate saine, appliquée contre cette tumeur, avec les parois de laquelle elle se confond presque. La tumeur ne paraît donc pas avoir eu pour point de départ un organe; elle semble s'être développée dans l'espace compris entre l'estomac, la rate et le côlon transverse, probablement dans l'épaisseur de l'épiploon gastro-splénique. Le grand épiploon intact était tout à fait rejeté à droite.

L'estomac ouvert, on voit que la grande courbure, qui était précisément en contact avec la tumeur, était érodée et commençait à être envahie par le mal dans une très-petite étendue.

La tumeur était recouverte çà et là de fausses membranes très-épaisses, très-fibreuses; en arrière, ces fausses membranes enlevées, on trouvait au-dessous une autre enveloppe fibreuse appartenant bien à la tumeur; mais, dans presque tous les autres points, cette enveloppe n'existait pas, et en coupant la tumeur on retrouvait immédiatement un tissu rougeâtre, blanchâtre par place, et ressemblant à de l'encéphaloïde. En l'ouvrant complétement, on voit qu'elle est formée de cavités anfractueuses communiquant ensemble, remplies d'un liquide rougeâtre, et dont les parois sont en partie formées de fibrine coagulée : on dirait qu'il s'est fait des épanchements sanguins dans leur intérieur. Dans d'autres endroits, leur tissu ressemble au tissu aréolaire du cœur.

Çà et là dans l'épaisseur des parois qui ont parfois 6 centimètres d'épaisseur, se trouvent de petits foyers apoplectiques, qui semblent indiquer que les cavernes du centre n'ont pas eu d'autre origine.

On peut donc se demander si primitivement cette tumeur était un encéphaloïde, et si la cavité kystique n'est que secondaire et consécutive à des foyers sanguins multiples, ou si nous n'avons pas affaire à un kyste dégénéré, et, dans ce cas, le violent coup que le malade a reçu, il y a deux ans, n'aurait-il pas eu quelque influence; mais, peu importe, ce qu'il faut noter, c'est qu'il y avait bien manifestement du cancer, comme l'a démontré le microscope, que ce cancer était en dehors de tout viscère, et qu'il n'avait amené aucune cachexie.

Il n'y avait de cancer nulle part ailleurs; on constatait une péritonite avec épanchement et fausses membranes. Pas de tubercules dans les poumons.

Ce sont les cancers de l'appareil digestif qui semblent s'accompagner le plus rapidement de cachexie; ceux des mamelles, de l'œil, de l'utérus, du testicule, sont souvent compatibles avec une santé parfaite. Cette apparente innocuité est aussi surtout sensible pour ceux du tissu cellulaire, comme je viens d'en donner un exemple, et comme j'en montrerai plus loin un très-remarquable. On dirait que dans ces cas, n'attaquant aucun organe essentiel à la vie, ils font seulement, pendant un certain temps, l'office de corps étranger. Ainsi donc il y a des cancers très-volumineux et anciens avec lesquels on ne voit aucuns symptômes généraux. D'autres fois, au contraire, on observe des états qui se rapprochent un peu de la cachexie commençante et qui induisent en erreur. Nous avons vu, à la Maison municipale de santé, un cas de ce genre. Il s'agit d'une assez jeune femme (26 ans), entrée convalescente d'une métropéritonite dont le début remontait à six semaines ; elle avait le teint jaunâtre, ressemblant beaucoup à celui des cancéreux ; son amaigrissement était très-prononcé et elle avait perdu tout à fait l'appétit. Le toucher vaginal fait reconnaître que le col de l'utérus est un peu mollasse et érodé sur sa lèvre antérieure, bien que la malade n'ait jamais eu d'enfants, ni fait, dit-elle, de fausses couches. Rien non plus ne fait supposer que la métropéritonite ait été déterminée par des manœuvres pratiquées dans le but de provoquer un avortement ; d'un autre côté, la malade nous apprend que sa mère est morte d'un cancer de la matrice. Ce renseignement, joint à la coloration jaunâtre de la face, et au résultat fourni par l'exploration des organes génitaux, qui a démontré que le corps de l'utérus était augmenté de volume, et qu'il se continuait avec une grosse tumeur irrégulière, remontant presque jusqu'à l'ombilic, me fait penser à un cancer autour duquel se serait développée une inflammation. Quelques jours après l'entrée de la malade, une phlébite du confluent des jugulaires droites et de la sous-clavière du même côté me confirmait dans mon diagnostic. Néanmoins les symptômes inflammatoires s'éteignent d'eux-mêmes complétement, la phlébite disparaît, les masses dures senties par l'hypogastre se résolvent sous l'influence d'une série de vésicatoires volants et d'un traitement par les alcalins prolongé, l'appétit revient en même temps que l'embonpoint et la fraîcheur, et après environ trois mois de soins, la malade quitte la Maison de santé, ne conservant dans le ventre pas le plus petit noyau d'induration. Après un séjour de quelques semaines à la campagne, elle revient nous voir ; elle n'est véritablement plus reconnaissable; à son entrée, elle avait tout à fait l'air d'une vieille femme, et aujourd'hui elle a toute l'apparence d'une jeune fille forte et très-bien portante.

Ce fait me restera longtemps gravé dans la mémoire.

On le voit, la nature cancéreuse d'une tumeur abdominale n'est pas toujours facile à saisir, d'autant plus qu'on manque ici d'un élément du diagnostic dont on se sert dans les autres régions; je veux parler de l'exploration des ganglions lymphatiques correspondants à la partie affectée.

Les tumeurs fibreuses, quelque développées qu'elles soient, ne répondent à aucune cachexie spéciale. Chez quelques malades atteintes de corps fibreux de l'utérus, j'ai cru voir une teinte particulière des chairs, qui seraient d'un gris terreux plutôt que jaune-paille; mais mes observations à ce point de vue sont trop peu nombreuses pour que je puisse affirmer que ce soit la règle. Peut-être qu'en dirigeant son attention dans ce sens, on arrivera à saisir un état cachectique bien net, correspondant à l'évolution de ces corps fibreux ; car enfin cette concentration en un seul point de l'économie d'un pareil tissu n'est sans doute que l'indice d'un trouble de la nutrition, d'un vice de fonction de notre grande machine, qui pourrait bien se traduire à nos sens, comme le cancer, par un aspect particulier de l'individu. Si cette cachexie existait, on pourrait, rien qu'à la vue, établir avec sûreté un diagnostic que nos autres moyens de contrôle rendent souvent imparfait.

Un embarras presque aussi grand règne pour le tubercule. La tuberculisation pulmonaire, même à un degré assez peu avancé, peut se reconnaître dans l'immense majorité des cas, au facies du malade et par un ensemble de symptômes qui, sans examen direct, décèle la lésion, à plus forte raison quand elle a fait de grands ravages. Mais, quand la diathèse concentre ses effets sur les ganglions du mésentère, les signes extérieurs qui nous avaient servi tout à l'heure nous manquent souvent, et c'est encore un élément précieux de diagnostic de moins et qui nous eût rendu de grands services. Cette différence dans les effets sur l'économie est plus sensible chez les enfants, chez qui la tuberculisation glandulaire peut être isolée, tout en tenant compte de l'exagération dans laquelle on est tombé à cet égard. Chez l'adulte, en effet, cette localisation est rare; elle est presque constamment une complication de la phthisie pulmonaire; mais, n'y eût-il qu'une exception, elle suffirait pour diminuer l'importance des symptômes généraux, comme étant aptes à révéler la nature des tumeurs. Morgagni, dans sa 39e lettre, rappelle qu'Ingrassias observa un nègre, qui avait toujours joui d'une excellente santé, et dont l'autopsie, faite à la suite de la pendaison qu'il avait méritée par ses méfaits, montra dans l'épaisseur du mésentère 70 tumeurs variant du volume d'un pois à celui d'un œuf, et qui ne s'étaient manifestées par aucun symptôme pendant la vie.

Les mêmes réflexions que j'ai faites à propos de la cachexie cancéreuse s'appliquent donc ici : la cachexie tuberculeuse n'existe pas toutes les fois que la maladie s'empare des glandes abdominales.

Les kystes séreux jusqu'à présent n'ont pu être rattachés à aucune diathèse, et nous ne savons rien de positif sur leur évolution. Quant aux kystes hydatiques, voici ce que dit M. Lasègue à propos du traité sur les entozoaires de M. Davaine : « Nous savons que certains organes sont des siéges de prédilection, mais nous ne sommes pas même autorisés à établir, comme pour les tubercules, une subordination, et à déclarer qu'étant données les hydatides d'un organe, il y a lieu de supposer que les organes encore plus prédisposés ont été et même seront atteints. La part qui revient à l'économie vivante, à titre de substratum de l'entozoaire, n'est rien moins que définie. Il est à croire que le hasard des circonstances extérieures n'est pas seul en cause, et que le sol a sa part d'influence dans la germination de l'hydatide; mais cette présomption théorique ne conduit jusqu'à présent à aucune application et ne sert de fondement à aucune règle pratique. »

Les kystes en général troublent moins la santé que les autres tumeurs que nous avons précédemment étudiées; ils sont comme des corps étrangers qui, s'ils ne deviennent pas trop gros, sont assez bien tolérés par l'économie; il n'y a que dans les cas où leur développement est très-rapide ou leur volume trop considérable que des phénomènes généraux se déclarent, mais ceux-ci n'ont rien de spécial et qui puisse nous servir pour la détermination de la nature de la tumeur; les kystes nuisent plutôt mécaniquement qu'autrement.

Les abcès considérables amènent un amaigrissement rapide, accompagné d'accès fébriles irréguliers, de sueurs abondantes; c'est un amaigrissement aqueux, si je puis m'exprimer ainsi, on dirait que l'individu se liquéfie peu à peu; mais, comme cet état peut se rencontrer simultanément avec les tumeurs d'autre nature, dont les abcès ne sont souvent que des complications, on ne doit pas songer encore à trouver dans cet ensemble de symptômes des signes bien tranchés pour résoudre la question qui nous occupe.

Si nous résumons tout ce que nous avons dit des différentes tumeurs au point de vue du retentissement général qui les accompagne, nous voyons qu'il n'y a guère que le cancer et le tubercule qui impriment à l'économie un cachet particulier; encore devons-nous faire des restrictions sur les services que peuvent rendre dans le diagnostic ces cachets particuliers, car l'état général de l'individu, au lieu de mettre sur la voie, peut quelquefois tromper grossièrement : ainsi quand, sur un tuberculeux, on rencontre un foie très-développé, on est tout naturellement porté à croire qu'il s'agit d'une dégénérescence graisseuse avec hypertrophie, et c'est en partant de ce principe qu'ont été commises deux méprises dont j'ai été témoin; je les citerai toutes les deux, en n'insistant que sur les choses importantes.

OBSERVATION II. — *Kyste hydatique du foie chez une tuberculeuse, pris pour un foie gras ; ouverture par les bronches. Mort, autopsie.*

La nommée H..... (Hyacinthe), 35 ans, ouvrière dans une fabrique de caoutchouc, entre, le 11 août 1856, à l'hôpital Necker, salle Sainte-Thérèse, n° 13, service de M. Bouley, chez lequel je remplissais les fonctions d'interne.

Cette malade nous dit avoir une affection du foie depuis longtemps. Entrée à l'Hôtel-Dieu dans le service de M. Grisolle pour y être soignée, elle en sort non guérie. Elle nous assure qu'à cette époque, son ventre était énorme, et qu'il s'est considérablement dégonflé ; mais les renseignements qu'elle donne sont insuffisants pour savoir à quoi tenait cette tuméfaction, si c'était de la tympanite ou autre chose, et comment elle s'est dissipée.

Quand elle entra dans le service, elle avait encore quelques douleurs de ventre. L'auscultation revèle de gros craquements et du souffle aux deux sommets. Le foie est très-volumineux et descend presque jusqu'à l'ombilic ; la malade éprouve plutôt de la gêne que de la douleur dans ce point.

Teint un peu jaune, facies indiquant la souffrance, amaigrissement notable, ganglions strumeux sous les mâchoires; quelques-uns présentent des traces d'une ulcération antérieure.

La malade se plaint à peine de son hypochondre droit, et réclame surtout nos soins pour sa poitrine.

On diagnostique des tubercules pulmonaires, avec hypertrophie graisseuse du foie.

Vers la fin d'août, la malade nous dit avoir failli étouffer pendant la nuit; elle avait rendu en toussant une grande quantité de liquide verdâtre, spumeux, nuancé.

En l'auscultant, on trouve à la base du poumon droit du gargouillement et du souffle amphorique, quelques râles sonores seulement à gauche.

L'expectoration continue tous les jours ; elle rend jusqu'à 1 litre par jour d'un liquide jaune verdâtre, mêlé de lambeaux blanchâtres.

Le foie ne diminue pas de volume. Il n'est pas douteux que le poumon communique avec une large excavation ; cependant, les jours suivants, le souffle amphorique est remplacé par des râles sous-crépitants à la base des deux poumons.

Mort le 14 septembre 1856.

L'*autopsie* démontre un kyste hydatique à parois très-épaisses et tenant la place de tout le lobe droit du foie. On trouve dans son intérieur des débris d'hydatides très-reconnaissables ; il est adhérent, dans toute son étendue, au diaphragme, et il communique à sa partie supérieure avec le poumon par une ouverture de près d'un centimètre de largeur.

Je passe les détails de l'autopsie.

OBSERVATION III. — *Double kyste du foie, pris pour un foie gras, chez un tuberculeux.*

Le nommé N..... (Augustin), 27 ans, écrivain, entré, le 6 juin 1855, à la Pitié, salle Saint-Raphaël, n° 3, service de Valleix.

Pas d'antécédents tuberculeux, a commencé à tousser vers le mois de décembre dernier.

On constate des tubercules ramollis aux deux sommets des poumons.

L'abdomen offre une saillie très-prononcée au-dessous du rebord des fausses côtes droites ; la palpation et la percussion font reconnaître qu'elle dépend du foie, qui descend jusqu'à l'ombilic.

La surface de l'organe est lisse, égale, sans bosselures, assez résistante dans presque toute son étendue ; en se rapprochant de l'épigastre, elle présente une certaine mollesse, sans chaleur ni rougeur ; la pression y est très-légèrement douloureuse, et le malade y éprouve par moments certains élancements.

Valleix pense que c'est un foie gras ; quelques ventouses scarifiées semblent faire diminuer un peu le volume de l'organe hépatique ; mais le malade meurt le 19 juillet 1855, et à l'autopsie on trouve deux kystes énormes dans le foie.

Ces deux observations montrent qu'il ne faut pas trop se laisser entraîner par l'état général du malade, que cet état peut faire faire fausse route, et qu'il est bon, pour établir exactement la nature d'une tumeur abdominale, de s'entourer d'autres moyens de contrôle. Des tumeurs de différente nature se présentent en effet quelquefois simultanément dans le ventre. Quand elles n'impriment à la physionomie aucun cachet, on reste nécessairement dans le doute, si on ne cherche pas à s'éclairer autrement ; d'un autre côté, en admettant qu'une tumeur complexe s'accompagne de cachexie, le diagnostic sera encore imparfait, la partie de la tumeur qui ne répond pas à cette cachexie passant inaperçue pour l'observateur. L'état général est, on le voit, souvent insuffisant pour s'assurer de la nature intime d'une tumeur ; il faut donc s'entourer d'autres renseignements ; ceux-ci seront principalement donnés par l'examen direct avec tous nos moyens d'exploration. C'est ainsi, du reste, qu'on arrivera aussi à fixer nettement le siége, ce qui est également d'une importance capitale, et dont je vais maintenant parler.

SIÉGE.

La précision du siége d'une tumeur abdominale aidera beaucoup à en reconnaître la nature ; car, de nombreuses autopsies ayant donné l'expérience que certains organes étaient plus aptes que d'autres à recevoir certaines tumeurs, on peut, jusqu'à un certain point, présumer de la nature par le siége : ainsi les corps fibreux se développent de préférence dans l'utérus et ses annexes, le foie voit souvent naître dans son parenchyme des kystes hydatiques qu'on ne rencontre que rarement ailleurs ; les kystes simples, au contraire, les abcès, peuvent se développer partout ; le cancer envahit aussi presque tous les organes abdominaux : intestins, foie, pancréas, reins, etc., à l'exception peut-être de la rate, qui n'en est qu'exceptionnellement atteinte, circonstance utile à noter, et que nous pouvons mettre à profit dans le diagnostic des différentes tumeurs de l'hypochondre gauche.

La connaissance du siége exact d'une tumeur abdominale offre donc un grand intérêt pour le clinicien ; mais, de même que pour la nature, nous rencontrons aussi de nombreuses difficultés, tenant à des causes très-diverses que nous allons passer en revue. Ce sont l'épaisseur des parois abdominales, impossible souvent à déterminer ; la variété d'organes renfermés dans l'abdomen, et les rapports intimes de ces organes différents ; le changement des rapports normaux ; l'absence de signes pathognomoniques pour chaque organe ; enfin différentes autres circonstances :

1° La palpation à travers les parois abdominales est un moyen d'exploration souvent imparfait; l'épaisseur de ces parois, à laquelle on ne songe pas, à cause de l'état de maigreur du malade, et qui souvent est très-notable, même dans les cas d'émaciation prononcée; la contraction des muscles droits, qui se durcissent par place, de manière à simuler des résistances intra-abdominales, contraction souvent irrégulière et n'envahissant que le côté douloureux que l'on explore, ce qui induit encore en erreur d'une manière plus complète, sont autant de causes qui rendent ce mode d'examen insuffisant dans bien des cas, dans ceux surtout où la lésion est peu considérable et ne forme pas une tuméfaction bien manifeste.

2° La variété d'organes renfermés dans la cavité abdominale est aussi une source d'erreur; si ces organes encore étaient nettement séparés, l'exploration distincte de chacun d'eux serait chose facile; mais cet isolement n'existe pas. Leurs rapports avec les organes voisins sont tellement intimes, que dans quelques cas, on ne peut décider à quel organe on a affaire; pour certains d'entre eux, la difficulté est extrême à surmonter; il suffit de jeter un coup d'œil rapide sur ces organes pour s'en convaincre.

Le foie est un de ceux que l'on explore le plus facilement; il est en grande partie superficiel, volumineux, aisé à percuter, et tout ce qui se trouve dans la région antérieure de son lobe droit peut bien, presque sans crainte de se tromper, être rapporté à lui (résistance, fluctuation, etc.). Mais, quand on approche de ses limites, la difficulté commence; déjà même, à l'épigastre, les tuméfactions deviennent douteuses, à cause du rapport intime du foie avec l'estomac. Les altérations de son extrémité gauche sont encore plus difficiles à constater, car elle emprunte souvent à la rate de nouveaux rapports; heureusement elles sont rarement primitives, mais presque toujours consécutives à une modification de la masse totale du foie qui lève les doutes; et quand on sent, dans le point correspondant à l'extrémité gauche du foie, une tumeur bien limitée, et sans que le lobe droit soit malade, il est bien plus probable qu'elle dépend des organes voisins (estomac, rate). A droite, le gros lobe du foie cache une partie du rein et du côlon, dont les lésions peuvent se propager à lui.

A l'inverse du foie, dont une partie au moins est pour ainsi dire palpable, les reins sont très-profondément cachés, et il faut que leurs tumeurs aient déjà un volume assez notable pour être appréciées; et par-dessus tout cela, leurs rapports sont assez complexes (péritoine, foie, pancréas, rate, capsule surrénale, duodénum et côlon). Il faut cependant noter qu'ils sont séparés de ces organes par une atmosphère graisseuse assez résistante, qui les protége d'autant plus énergiquement qu'elle s'indure au contact des lésions voisines, qui les entament ainsi moins facilement.

La rate, beaucoup plus mobile que les organes précédents, est enfouie sous l'hypochondre gauche, dans lequel s'avance le petit lobe du foie. La grosse extrémité de l'estomac, le rein gauche et le côlon descendant, l'entourent et gênent souvent dans son examen. Il faut se rappeler aussi qu'un épanchement de la plèvre gauche peut l'abaisser au delà de ses limites normales, et, de cette façon, la faire supposer plus grosse qu'elle n'est.

Le pancréas est de tous les organes abdominaux le plus difficile à explorer. Appliqué contre la colonne vertébrale, caché par la masse intestinale, et entouré d'organes complexes et souvent malades, il est presque inaccessible; ses altérations sont très-indécises, et toute tumeur paraissant dans sa région n'est naturellement pas due à lui.

Les intestins touchent à tous les organes que je viens de passer en revue, et occupent les moindres interstices qu'ils laissent entre eux; leur mobilité est extrême; le gros intestin seul a des rapports assez déterminés pour qu'on ait osé porter l'instrument tranchant directement sur lui. Au-dessous d'eux, et dans l'épaisseur du mésentère, se trouvent de nombreux ganglions lymphatiques que leur situation profonde rend très-difficiles à examiner, même quand ils sont pathologiquement hypertrophiés.

Les organes du petit bassin, bien que logés dans une excavation rigide et plus profonde, sont néanmoins, chez les femmes, plus accessibles à nos sens, en raison de nouveaux modes d'exploration qui nous faisaient défaut pour les autres et que nous trouvons ici, le toucher vaginal et le toucher anal, que l'on peut rendre plus complets en les associant au palper abdominal.

Ces rapports intimes entre eux de tous les organes renfermés dans le ventre, et qu'il m'a paru bon de rappeler succinctement, excusent bien l'embarras où l'on se trouve, quand on veut déterminer le siége d'une tumeur, celle-ci pouvant par continuité envahir plusieurs organes à la fois.

3° Une autre circonstance vient encore embrouiller la question ; c'est le changement même de ces rapports normaux, anomalies contre lesquelles on n'est pas en garde et auxquelles la présence d'une tumeur empêche de songer.

Ainsi j'ai fait l'autopsie d'une femme entrée à la Maison de santé avec tous les symptômes d'une affection du foie (douleur vive dans l'hypochondre droit, ictère, fièvre, etc.), et chez laquelle, pendant la vie, on ne trouvait que 2 centimètres de matité dans la région hépatique. L'examen cadavérique nous démontra néanmoins que le foie dépassait de quatre travers de doigt le rebord des fausses côtes; mais il était caché par le grand épiploon relevé complétement et adhérent au diaphragme, ainsi que par le côlon transverse, qui avait été entraîné dans ce mouvement et s'engageait totalement sous la base de la poitrine.

Pareille anomalie peut se rencontrer dans une autre région. Enfin on a noté aussi le déplacement de quelques organes, du rein principalement, qui, flottant dans l'abdomen, avait été pris pour une tumeur.

4° L'absence de signes véritablement pathognomoniques pour les affections de chaque organe est encore une cause de confusion. Ainsi l'ictère est loin d'indiquer sûrement une lésion de la glande hépatique, comme nous le montrent certaines observations dans lesquelles la tête du pancréas, par exemple, complétement désorganisée, avait entraîné l'oblitération du canal cholédoque et amené consécutivement la jaunisse ; j'en dirai autant des douleurs s'irradiant dans les épaules, toute altération empiétant sur les nerfs diaphragmatiques pouvant les produire; un exemple frappant nous en a été fourni par une observation que je vais bientôt rapporter. La diarrhée, la constipation, sont aussi des symptômes qui peuvent coïncider avec les lésions les plus diverses, j'en dirai autant des troubles fonctionnels des autres organes abdominaux.

5° Enfin de nombreuses circonstances viennent gêner l'examen, quand il y a de l'ascite, par exemple, et à plus forte raison quand cette ascite est assez considérable pour distendre complétement le ventre, il est quelquefois impossible d'apprécier les tumeurs qui en ont été le point de départ.

OBSERVATION IV.

La nommée G....., 37 ans, concierge, entre à la Maison de santé le 19 octobre 1860, venant réclamer nos soins pour une ascite considérable.

Comme antécédent, elle n'accuse ni excès alcooliques ni syphilis. Il y a dix ans, pendant la convalescence d'une fièvre typhoïde, ictère d'une dizaine de jours de durée, et qui ne s'est pas reproduit. Jamais de douleur au foie; aucuns troubles digestifs; selles toujours normales. Aucune manifestation cutanée.

Pas de cancéreux dans la famille.

Jamais de fièvre intermittente.

Réglée à 16 ans, et depuis régulièrement toutes les trois semaines; cependant depuis quelque temps certains troubles se manifestent de ce côté-là. Ainsi les dernières règles, qui sont venues il y a six semaines, ont été peu abondantes et n'ont pas reparu depuis, ce qui fait un retard de trois semaines. C'est la première interruption que la malade ait éprouvée. Du reste, elle n'a jamais eu de pertes sanguines par l'utérus; ni grossesse, ni fausse couche.

Le début de la maladie actuelle remonte à huit ou neuf mois. G..... commença à ressentir des douleurs dans les deux flancs, puis son ventre grossit progressivement, et deux mois plus tard de l'œdème se manifesta aux jambes. En même temps, amaigrissement assez notable, avec perte de couleurs et légère diminution de l'appétit.

État à son entrée. Teint un peu jaune, pas de sécheresse notable de la peau; amaigrissement, pas de fièvre.

Souffle anémique au cœur; rien dans la poitrine. Ventre très-distendu, mais aplati comme dans l'ascite; sur sa partie antérieure et un peu à droite, il est parcouru par quelques veines superficielles dilatées; matité remontant à quatre travers de doigt au-dessus de l'ombilic, se terminant par une ligne à concavité supérieure et changeant avec les mouvements de la malade. Sonorité au-dessus. Flot du liquide très-sensible, même à la main, appliquée sur la partie du ventre renfermant les intestins.

En percutant le foie, on trouve de la sonorité sur les dernières fausses côtes, dans l'étendue de deux travers de doigt, ce qui indique un peu d'atrophie de cet organe.

Rate normale.

Pas de tumeur abdominale appréciable par le palper pratiqué avec beaucoup de soin.

Miction normale.

Le toucher vaginal indique un col vierge et comme atrophié; il est immédiatement dans l'axe du vagin, et par conséquent un peu basculé en avant. Le corps fléchi à angle aigu se sent en arrière et déprime la paroi antérieure du rectum, à travers laquelle on le sent très-bien. Rien dans les fosses iliaques ni dans les ligaments larges. L'utérus paraît déprimé; il ne peut être non plus soulevé, ce qui tient probablement plutôt à sa position anormale qu'au liquide qu'il supporte.

Hémorrhoïdes externes de la grosseur de petites noisettes, ayant augmenté avec le volume du ventre, et dues évidemment, au moins en partie, à la gêne de la circulation.

On diagnostique une cirrhose avec les réserves habituelles en pareil cas, et on prescrit du chiendent avec sirop des cinq racines. Eau de Vichy; 2 paquets sédatifs (digitale, camphre et nitrate de potasse); onctions sur le ventre avec huile de camomille camphrée.

Aucune amélioration ne survenant et le liquide augmentant tous les jours, je pratique la paracentèse avec un trois-quarts à hydrocèle au lieu d'élection, sur le côté droit (22 octobre). Avant de faire cette ponction, j'ai soin d'examiner attentivement l'abdomen et de le déprimer fortement à l'endroit où doit pénétrer le trois-quarts; je ne sens aucune résistance.

Il s'écoule 18 à 20 litres d'un liquide jaune verdâtre, fortement mousseux, et renfermant une quantité énorme d'albumine.

Ce liquide une fois sorti, le ventre prend un aspect assez singulier; complétement plat en haut, il est soulevé dans toute sa partie inférieure par des saillies irrégulières. Une exploration attentive permet de reconnaître des tumeurs nombreuses, formant une masse qui remonte jusqu'à l'ombilic. Dans les deux fosses iliaques, on sent des tumeurs de la grosseur d'une petite orange, les unes complétement dures, les autres rénitentes comme des kystes. Celles de la partie médiane sont plus petites et plus profondes, et non mobiles comme les autres.

L'utérus étant immobile, on ne peut savoir s'il fait corps avec ces tumeurs.

Le foie, de nouveau percuté, est toujours petit, et on entend encore de la sonorité au niveau des dernières fausses côtes. Il peut donc bien y avoir cirrhose, malgré la présence des tumeurs abdominales.

La malade sortit après avoir subi une nouvelle ponction.

J'ai omis à dessein, dans le courant de cette observation, une foule de détails insignifiants pour ce que je voulais rappeler, à savoir : que l'ascite apporte des difficultés insurmontables au diagnostic des tumeurs siégeant dans le ventre.

L'inflammation complique souvent aussi les choses, en exagérant certains symptômes, comme on le voit dans la note succincte suivante, que j'extrais de mes observations :

Mlle X....., 25 ans, entre, le 4 septembre 1860, à la Maison municipale de santé, pour un accès de colique hépatique. Des symptômes inflammatoires se déclarent ; une fois calmés, la région hépatique, primitivement très-sensible, peut être explorée, et on sent une résistance se continuant avec celle du foie et descendant presque jusqu'à la crête iliaque. On pensait le foie hypertrophié ou juxtaposé à une autre tumeur formée par la vésicule biliaire.

La malade ayant succombé à un érysipèle intercurrent, on put voir à l'autopsie que la vésicule n'entrait presque pour rien dans cette augmentation de volume, qui était tout simplement due au grand épiploon, très-épaissi dans toute la partie qui longeait le bord inférieur de l'organe, auquel il était tout à fait fixé par des adhérences très-solides, déterminées par l'inflammation de l'appareil biliaire.

Un calcul était engagé dans le canal cystique.

Enfin je dois dire, en dernier lieu, qu'on rencontre quelquefois des cas exceptionnels auxquels on est bien excusable de ne pas songer, et qui doivent forcément induire en erreur, quelque précaution qu'on prenne. Le fait qui va suivre est de ce genre.

« La malade, âgée de 36 ans, extrêmement affaiblie, très-pâle, sans signes manifestes d'une dyscrasie, portait dans le bas-ventre une tumeur du volume d'une tête d'enfant, s'étendant de la symphyse pubienne jusqu'au nombril, arrondie, située d'abord sur la ligne médiane, et plus tard un peu à gauche; elle n'était manifestement pas adhérente à la peau, et il était assez facile de la déplacer latéralement. En percutant sur la tumeur, on obtenait un son tympanique extrêmement prononcé; on n'y entendait pas de bruit particulier pendant la déglutition; le museau de tanche était un peu tuméfié et dévié à gauche, tandis que le corps de l'utérus était déplacé vers la droite.

La malade s'était d'abord aperçue de l'existence d'une tumeur en 1856; elle occupait alors le côté droit du bas-ventre. Au bout d'un an, elle se serait abaissée, au dire de la malade; vers l'époque où la tumeur fit son apparition, la malade avait des selles liquides, mêlées de sang et de pus.

La rate et le foie présentaient une augmentation considérable de volume. La malade avait 4 à 6 selles diarrhéiques par jour; les fèces étaient tantôt jaunâtres, tantôt colorées en gris par du pus ou en rouge par du sang. La défécation occasionnait toujours des douleurs dans la tumeur. Mort dans le marasme par suite de diarrhée.

Autopsie. L'ovaire gauche était transformé en un kyste qui avait contracté des adhérences intimes avec la première partie de l'*S* iliaque. Ce kyste contenait de l'air; sa face interne était celle d'un kyste dermoïde avec développement de poils. Il contenait dans son intérieur deux boules formées de poils enchevêtrés, analogues à des bézoards. Oblitération des trompes de Fallope.

Dégénérescence amyloïde du foie, de la rate, des reins, et du tube digestif (1).

Les symptômes intercostaux et la sonorité de la tumeur devaient bien certainement faire penser plutôt à une obstruction de l'intestin qu'à un kyste.

En résumé, l'exploration directe des tumeurs abdominales ne dissipe pas toujours la confusion, quelque soin qu'on y mette, et après l'examen le plus consciencieux on reste souvent indécis.

Erreurs de diagnostic.

Quand on songe combien est instable la valeur des différents signes qui pourraient nous servir à établir le diagnostic des tumeurs abdominales, on n'est pas étonné de voir commettre des erreurs. L'étude des cachexies, pas plus que nos moyens directs d'exploration, ne nous ont donné de règles infaillibles, et il n'est peut-être pas de méprises qu'on n'ait commises; la science fourmille de faits de grossesses prises pour des kystes et réciproquement; de corps fibreux simulant des hydropisies enkystées, etc. On trouve dans la *Revue médico-chirurgicale* de M. Malgaigne, année 1847, t. II, p. 52, une observation de M. Malherbe, médecin suppléant à l'hôtel-Dieu de Nantes, où l'on voit une tuberculisation de la rate formant tumeur, et qui avait été prise pour un anévrysme de l'aorte descendante, chez un homme de 45 ans; on entendait dans toute la région splénique, dont la matité avait été augmentée et allait jusqu'à la colonne vertébrale, un double bruit de frottement analogue à ce qui se passe dans une poche anévrysmale. L'autopsie montra des tubercules dans les poumons et une hypertrophie de la rate, ramollie et offrant plusieurs cavités anfractueuses qui s'étaient

---

(1) *Kyste de l'ovaire renfermant de l'air*, présenté à la Société médicale de Berlin par le Dr J. Meyer (*Gazette hebdom.*, p. 168, n° 41, 12 octobre 1860).

ouvertes dans le péritoine et avaient déterminé la mort. Je ne veux pas rapporter tous les exemples analogues ; j'ai déjà parlé de deux cas de kystes pris pour des fois gras (obs. 2 et 3); mais je veux raconter, dans tous ses détails, le fait suivant qui me paraît des plus instructifs.

OBSERVATION V. — *Encéphaloïde énorme développé au devant de la région dorso-lombaire, derrière les viscères abdominaux, et pris pour un kyste du foie. Mort, autopsie.*

M. L....., ancien mécanicien de chemins de fer, âgé de 42 ans, entre à la Maison municipale de santé le 19 septembre 1860.

A notre première visite, on le trouve en proie à une grande agitation, plié presque en deux, se promenant dans sa chambre, les deux mains appuyées sur les lombes où il accuse des douleurs atroces, et demandant à grands cris du soulagement. Il indique que ses douleurs partent des reins et se propagent dans le bas-ventre, à peu près dans la direction des uretères. Les parents nous parlent de coliques néphrétiques diagnostiquées par un médecin de la ville, et nous font voir en même temps des quantités assez considérables de concrétions calcaires rendues par les selles, et qu'ils supposent être des calculs.

Le malade ne peut rester un moment à la même place; il lui est complétement impossible de se coucher et de garder la position horizontale, et il souffre tellement qu'on remet à un autre jour un examen plus complet. On se contente de calmer ses douleurs avec 0,10 de chlorhydrate de morphine administrés en 10 pilules, une toutes les heures.

La nuit est calme, et le lendemain il est encore sous l'influence du narcotique; on en profite pour le forcer à se tenir quelque temps sur le dos, afin qu'on puisse l'examiner.

On remarque alors les dispositions suivantes : le ventre est divisé en deux par un sillon assez profond passant par l'ombilic; la partie inférieure est rétractée et ne présente rien de particulier à la palpation ; la supérieure au contraire est bombée très-fortement. Le malade essaye de détourner notre attention en disant que là n'est pas son mal, qu'il a toujours eu le ventre un peu gros, que cela tient à son âge, mais que toute sa maladie est dans les reins. L'épigastre et une partie des régions voisines sont cependant assez douloureux pour qu'on ne puisse les explorer comme on voudrait. On constate néanmoins de la sonorité de chaque côté dans la partie supérieure des deux flancs et de la matité dans le reste, c'est-à-dire dans tout l'épigastre, et en bas jusqu'à l'ombilic; à droite, la matité empiète un peu plus sur l'hypochondre, où elle se confond avec la matité du foie. En palpant légèrement cette tumeur, qui fait saillir très-uniformément la partie supérieure du ventre, on sent que sa résistance n'est pas très-régulière; ainsi, à droite, immédiatement au-dessous des fausses côtes, la dureté paraît plus grande; on a la même sensation au-dessous de l'appendice xiphoïde, et tout à fait en bas dans le sillon qui passe par l'ombilic, quand on cherche à soulever la tumeur par une main glissée dans cette dépression. A peu près au centre de la tumeur et un peu à droite de la ligne médiane, c'est-à-dire entre ces différentes résistances, on sent comme de la mollesse et de la rénitence, mais ni frémissement hydatique ni fluctuation. La rate est normale et en dehors de la région affectée; tout à fait à droite, elle dépasse à peine de 2 centimètres les fausses côtes. A quoi tient cette tumeur?

On ne peut plus se rattacher aux coliques néphrétiques, maintenant que le malade nous rend mieux compte de ce qu'il éprouve; les douleurs partent des lombes, contournent le ventre en ceinture, et se répandent dans toute la moitié sous-ombilicale, mais elles ne se montrent nullement dans les bourses, qui restent pendantes, et même elles n'atteignent pas la partie tout à fait inférieure du ventre. L'urine, du reste, quoique rare, est claire et n'a jamais présenté de sédiment d'aucune nature; les concrétions rendues par les selles, et que nous soupçonnions dues aux nombreux purgatifs salins administrés, ont été en effet démontrées être, par l'analyse chimique, des sels de magnésie et de soude.

Interrogé sur ses antécédents, le malade, qui est d'une forte constitution, nous dit qu'il a toujours été bien portant; son appétit était bon; il avait seulement de temps en temps de légères coliques, mais il ne s'en inquiétait guère, et ne s'en serait pas même souvenu, si nous n'avions pas attiré son attention là-dessus. Sa femme a remarqué aussi que souvent il était obligé de desserrer sa ceinture.

Jamais d'ictère, ni de vomissements, ni d'aigreurs, ni de selles sanglantes; seulement éructations fréquentes, mais inodores.

Il y a cinq ans, coup de tampon d'un wagon au creux de l'estomac qui le force à suspendre ses travaux pendant près d'un mois et demi. Mais le malade fait remonter toutes ses souffrances à trois semaines tout au plus; il dit qu'il a été pris presque tout à coup de douleurs vives dans les lombes et suivant le trajet qu'elles ont encore aujourd'hui. Ce début brusque avait fait penser au médecin qui le vit pour la première fois, que c'était une attaque de coliques néphrétiques.

Le 21. M. Grisolle, qui a vu le malade en ville en consultation avec le médecin ordinaire, nous dit qu'il pense que c'est un cancer, sans pouvoir en préciser nettement le siége. Il nous apprend qu'il y a une quinzaine de jours, la tumeur épigastrique était très-dure dans toute son étendue, et il trouve qu'elle a fait des progrès énormes depuis quatre à cinq jours; elle lui paraît moins dure maintenant. Son opinion sur la nature de la tumeur est très-absolue, et il est d'avis de ne rien faire, pas même une ponction exploratrice.

Le 22. Les parents nous apprennent que le père du malade vient de mourir, à Clermont-Ferrand, d'une affection du foie, et que la sœur du malade, qui a 22 à 23 ans, est très-jaune, mal portante, et est traitée pour une affection hépatique. Ces renseignements sont en faveur du cancer.

Une consultation a lieu entre M. Bourdon et M. Després, à laquelle j'assiste. Tous deux penchent pour l'idée d'un kyste enflammé et donnant déjà lieu à de la suppuration, malgré les antécédents du malade et ses douleurs atroces; ils s'appuient sur cette espèce de rénitence que l'on sent au milieu de la tumeur, sur l'état général, l'absence de la teinte jaune-paille cachectique, et d'un amaigrissement notable en rapport avec le volume d'une pareille tumeur, si elle était cancéreuse. Comme celle-ci paraît s'être assouplie depuis quelques jours, et comme on peut espérer qu'elle fera encore des progrès, dans ce cas, il est décidé que l'on attendra deux ou trois jours, après lesquels, si rien ne change, on fera une ponction exploratrice pour lever tous les doutes.

Le 29. Depuis son entrée, le malade souffre horriblement; il passe les nuits, accroupi dans son lit, le corps penché en avant; aucune autre position n'est tolérable; émission fréquente de gaz par en haut et par en bas. Les calmants de toute nature et administrés sous toutes les formes sont insuffisants. Il demande instamment qu'on se décide à quelque chose.

M. Després fait lui-même une ponction avec le trois-quarts explorateur ordinaire sur le point culminant de la tumeur, à l'endroit où elle est un peu molle, c'est-à-dire sur le prolongement de la ligne du mamelon, et à deux ou trois travers de doigt du rebord des côtes. Il ne sort rien tout de suite; mais, en déplaçant la canule, il sort environ 300 gr. d'un liquide légèrement blanchâtre, ressemblant un peu à une émulsion, renfermant beaucoup de graisse, comme on peut le voir à contre-jour. Malgré le désir de ne retirer la canule qu'après que le ressort du kyste sera épuisé, comme le liquide sort toujours aussi abondamment et ne paraît pas devoir cesser de sitôt, on l'enlève en ayant la précaution de maintenir en contact le kyste et les parois abdominales. On applique un bandage de corps et on recommande la plus grande immobilité possible.

Avant de pratiquer la ponction, on avait percuté l'abdomen en tous sens; il y avait de la matité au niveau de la tumeur. La partie inférieure du ventre, toujours très-rétractée, ne donne pas une sonorité tympanique bien nette, mais on l'explique jusqu'à un certain point par sa forte rétraction, et rien ne nous fait penser qu'il y ait de l'ascite. Le scrotum tend à devenir œdémateux; la verge est dans un état de semi-érection; les membres inférieurs ne présentent pas d'œdème, mais le malade y éprouve un sentiment de gonflement.

Le liquide retiré par la ponction exploratrice n'est pas celui d'une ascite, ni celui d'un kyste. On se demande si sa teinte légèrement opaline est due à du pus, mais le microscope n'y découvre que de nombreux globules de graisse et quelques globules de sang venant évidemment de la piqûre. L'acide nitrique et la chaleur y déterminent la précipitation de flocons blanchâtres. On ne s'arrête pas à ces considérations, et la présence d'une tumeur épigastrique laissant échapper du liquide par une ponction domine tout et nous confirme dans l'idée que l'on a affaire à un kyste. En conséquence, on se prépare à l'ouvrir par le procédé de Récamier.

La nuit se passe sans accident; pas de frisson, pas de douleur plus vive dans le ventre; en un mot, aucun signe de péritonite. Flatuosités dans les intestins, dont les anses se dessinent à travers les parois abdominales et causent des coliques.

Le 30. Application de la poudre de Vienne au niveau de la ponction exploratrice. Le soir, le malade souffre tant qu'on n'en fait pas une seconde; il accuse, outre ses douleurs habituelles, une douleur vive à l'épigastre.

1er octobre. Deux applications, une le matin et une le soir, en ayant soin d'enlever le centre de l'eschare et d'en laisser une bordure qui protége les parties molles excentriques contre l'action du caustique. Le soir, avant de faire une seconde application, je percute la tumeur et je trouve de la sonorité, à mon grand étonnement, tout autour de l'eschare, mais surtout à gauche et en bas. Je pensai qu'une anse intestinale était venue s'interposer entre le kyste et les parois abdominales, et j'hésitai un moment à appliquer le caustique dans la crainte de déterminer des adhérences et de fixer ainsi dans cette position l'anse intestinale; mais, réfléchissant bientôt que nous étions encore assez loin de la séreuse pour être sûr qu'on ne pouvait encore l'enflammer, je fis la cautérisation.

Le 2. Le lendemain je fis part de mon observation à M. Bourdon; une nouvelle percussion pratiquée avec soin ne fit découvrir aucune sonorité, comme je l'avais constaté très-sûrement la veille. Cette disparition nous fait supposer qu'elle était bien due au déplacement d'une anse intestinale. Deux applications de caustique très-énergiques, afin d'arriver au kyste avant que de nouvelles anses intestinales viennent s'interposer.

Le 3. Deux nouvelles applications. Le malade souffre toujours horriblement dans les reins et à l'épigastre et est toujours gêné par des gaz.

Le 4. Une application le matin; on s'approche du kyste. Le soir, en portant le doigt au fond de la plaie, on sent que l'on n'est séparé du liquide que par une membrane très-mince. Une pression légère avec un stylet la rompt; aussitôt un liquide jaunâtre, mais limpide, sort par un jet continu. Il s'en écoule environ 2 litres, puis l'écoulement s'arrête; en percutant encore autour de l'orifice, on a de la sonorité; elle est probablement due à la rétraction du kyste, dont la place a été occupée par des anses intestinales. La tumeur cependant ne paraît pas avoir sensiblement diminué de volume. Le soir, vers huit heures, crise comme le malade n'en avait pas encore eue; douleurs affreuses partant des reins comme dans les crises précédentes; cris, anxiété extrême; lipothymie, sueurs à la face, pouls très-petit. On suppose, pour expliquer cette recrudescence de douleurs, que le kyste s'est rétracté et qu'en se rétractant il a tiraillé le plexus solaire. Le liquide sorti du kyste, examiné de nouveau au microscope, ne renfermait pas de pus.

Le 5. Toute la nuit, le liquide est sorti en bavant; on estime à peu près à 1 litre ce qui s'est écoulé. Pas de nouvelles crises; grande faiblesse seulement ce matin; soif très-vive: depuis quelques jours, la face s'amaigrit. Le malade ne peut presque rien prendre sans le vomir. La tumeur du ventre est toujours aussi grosse, mais elle paraît plus étalée; elle est moins résistante; le ventre est toujours séparé en deux par le même sillon passant par l'ombilic, mais il y a moins de différence entre la partie inférieure qui n'est plus rétractée comme précédemment, et la supérieure, dont la saillie, pour cette raison, semble moins prononcée. En mettant l'extrémité des doigts dans ce sillon et en cherchant à soulever le kyste, on sent qu'il est toujours dur en ce point, immobile, et qu'il descend aussi bas qu'avant la ponction, c'est-à-dire jusqu'à l'ombilic. Les parois abdominales placées au devant de la tumeur paraissent, à la main qui les explore, très-épaisses et ne semblent être en rapport bien direct qu'avec l'orifice artificiel. La peau du scrotum est plus œdématiée, celle des membres inférieurs un peu plus aussi. On cherche à retrouver l'orifice avec un stylet, sans y parvenir; les adhérences étant très-récentes, on n'insiste pas, dans la crainte de les décoller, bien qu'on voie au fond du trou pratiqué par la potasse une partie blanchâtre, large comme une pièce de 20 centimes, qui est probablement la paroi du kyste, et que l'on pourrait par conséquent inciser dans cette étendue sans le moindre danger. Léger frisson vers midi. Bien qu'on n'ait pas vu le pertuis ce matin, le liquide bave toute la journée. Le soir on découvre le petit orifice, qui n'est pas plus grand qu'une tête d'épingle; on y introduit un stylet et il sort par jet à peu près 1 litre d'un liquide un peu plus épais que le premier.

Le 6. Il a coulé peu de liquide cette nuit, et les douleurs ont été peu vives. On débride avec un bistouri boutonné et on retire encore 2 litres d'un liquide citrin. On introduit une sonde d'un gros calibre et on la laisse à demeure. Le malade est toujours très faible; pouls à 100 pulsations; amaigrissement de plus en plus prononcé; regards anxieux; pas de teinte cachectique du cancer. La tête paraît vide au malade; il ne prend que des bouillons. Toujours impossibilité de se coucher sur le dos. Le soir, en ôtant le fausset, il ne s'écoule rien; on laisse la sonde. Vers sept à huit heures, vomissement d'un bouillon que le malade vient de prendre. Il ne sort pas de liquide pendant la nuit.

Le 7. On débouche la sonde, il ne sort rien; on l'enlève tout à fait, il ne sort rien encore. Il y a toujours de la matité dans toute l'étendue de la tumeur; seulement celle-ci paraît plus sensible au toucher, surtout dans les environs de la fistule. On sent à l'épigastre de la résistance, on dirait le bord inférieur du lobe gauche durci; cette dureté ne descend pas jusqu'au sillon qui sépare le ventre en deux; en soulevant la tumeur par en bas, on perçoit encore de la dureté; à gauche de la fistule, les téguments sont plus souples; on les dirait plus éloignés de la tumeur, et cependant, à ce niveau, il y a encore matité. La poche n'est donc pas rétractée. On introduit, sans la moindre difficulté et sans la moindre douleur, la même sonde qu'hier et on pousse de l'eau tiède pour laver le kyste; il ne sort rien. On remplit à trois reprises différentes une seringue à injection d'hydrocèle; il ne sort rien, ni par la sonde, ni par l'orifice, quand on a enlevé celle-ci, ni même en exerçant une légère pression sur la tumeur. Une fois tout ce liquide introduit, le malade éprouve des douleurs dans le ventre; il croit qu'il va mourir. Il se penche immédiatement en avant; cette position paraît le soulager. Nous attribuons ces phénomènes à la distension de la poche (ce qui ne peut cependant s'apprécier extérieurement) et au poids du liquide injecté, qui tiraille les nerfs. Rien n'indique que l'on ait pénétré dans le péritoine en décollant les adhérences, car la sonde est entrée sans la moindre difficulté. On ne laisse pas la sonde dans la fistule; cataplasme sur le ventre pour calmer l'inflammation qui paraît siéger au devant de la tumeur. Le malade ne prend aucun aliment, n'a envie de rien; 108 pulsations. Aussitôt après la visite, faiblesse avec sueurs à la face, sans hoquet ni frisson. Vers midi, vomissements porracés; extrémités froides, blanches. (Sinapismes aux mains, glace à l'intérieur.) Vers deux heures, nouveau vomissement d'un vert plus foncé; tout le ventre paraît douloureux au malade; pas de ballonnement, la pression n'y est pas très-sensible; rien dans la poitrine; 132 pulsations filiformes. — Lavement huileux; laudanum sur le ventre, pour remplacer le cataplasme, que l · malade trouve trop lourd; seltz.

Le 8. Nuit très-mauvaise. Le malade ne peut rester en place; quand il repose, c'est à peine pendant dix minutes. Il se penche un peu plus facilement en arrière, mais sa position ordinaire est toujours d'être plié en deux. Le ventre est plus uniforme, sa partie inférieure ne semble plus rétractée par rapport à la supérieure ; elles sont toutes deux à peu près égales et le sillon médian est moins profond. Le ventre est légèrement douloureux dans toute son étendue ; hoquet de temps en temps ; diarrhée ; selles verdâtres, 108 pulsations. On introduit la sonde, et on retire 2 litres d'un liquide jaunâtre, graisseux à la surface comme du bouillon ; pas de débris d'hydatides ; le liquide sort en jet ; il se coagule par l'acide nitrique et la chaleur. Après son évacuation, la partie inférieure du ventre paraît s'être affaissée, tandis que la supérieure n'a pas changé. Quelque temps après, le malade éprouve des coliques, des tiraillements, et une douleur dans l'épaule gauche, qu'il accuse depuis plusieurs jours. Cette douleur se fait aussi sentir par moment dans l'épaule droite et souvent dans les deux à la fois, au moment des grandes crises, ce que j'avais oublié de mentionner. Dans la journée, dévoiement et encore un vomissement bilieux. Le soir, j'introduis la sonde et retire environ 300 grammes d'un liquide jaune rougeâtre, avec quelques débris blancs jaunâtres qui, vers le matin, au jour, ressemblent à des lambeaux d'hydatides.

Le 9. Nuit très-mauvaise, aucun repos. Dans la nuit et ce matin, vomissements verdâtres. La diarrhée persiste ; 112 pulsations ; peau froide, yeux hagards, pupilles contractées, conjonctives un peu injectées ; soif vive. Il n'est sorti aucune goutte de liquide ; ventre tendu. On le percute de nouveau : matité dans toute son étendue ; il y a évidemment du liquide dans le péritoine. On n'introduit pas la sonde, le malade la redoute ; presque à chaque introduction, en effet, il paraît souffrir, et on ne peut la mouvoir sans réveiller de la douleur. (Glace, lavements laudanisés.) Le soir, on introduit la sonde ; il sort plus d'un litre d'un liquide dont la couleur se rapproche un peu du rouge-brique, avec quelques débris membraneux ; le ventre est toujours aussi gros en bas qu'en haut, et le phénomène que nous avons observé en vidant la poche se produit encore, c'est-à-dire qu'à mesure que le liquide s'écoule, c'est la partie inférieure du ventre qui s'affaisse, la supérieure restant la même, et en même temps le malade éprouve des tiraillements dans le ventre. Voici l'explication que je m'en fais : à l'épigastre, le kyste a des parois très-épaisses, formées par une couche encore assez considérable de parenchyme hépatique ; de sorte qu'en ce point le foyer ne peut s'affaisser ; en bas et en arrière, au contraire, la poche est seulement formée par une membrane extensible, et cette partie de la poche, proéminant probablement vers le bas du ventre, expliquerait le retrait de la partie inférieure de celui-ci, quand on la vide. Les douleurs du ventre seraient dues au tiraillement des intestins, fixés par des adhérences à la tumeur ; mais pourquoi le phénomène que je viens de chercher à expliquer ne se produisait-il pas dans les premiers jours de l'ouverture du kyste? Probablement parce qu'à cette époque la partie inférieure du ventre très-rétractée offrait un contraste très-frappant avec la supérieure, et que si, par suite de l'évacuation du liquide, ce contraste augmentait encore, il n'attirait pas l'attention; maintenant que le ventre, au contraire, est aussi gros en bas qu'en haut, on ne peut pas ne pas remarquer si l'une de ces deux parties, la supérieure ou l'inférieure, s'affaisse, puisque l'une d'elles, restant la même, sert de terme de comparaison. Je crois du reste que le kyste siége surtout à la face inférieure et postérieure du foie, et qu'il se prolonge jusqu'à la colonne vertébrale, où il comprime le plexus solaire, ce qui rend compte des douleurs de reins du malade. C'est en bas et en arrière qu'est sa partie véritablement extensible. La direction du trajet que suit la sonde semble du reste l'indiquer; ce trajet est oblique de haut en bas et d'avant en arrière; en haut il semble limité par le bord du foie, qu'il rase dans une assez grande étendue. Quand on cherche à introduire la sonde directement, c'est-à-dire perpendiculairement au ventre, elle butte contre quelque chose de résistant et ne peut pénétrer; il faut absolument la diriger en bas et en arrière, et même, dans cette direction, elle ne peut s'enfoncer à plus de 10 centimètres, et il est impossible de lui imprimer des mouvements de circumduction, comme on le fait généralement dans l'intérieur d'une poche kystique ou autre.

Le 10. Nuit encore plus mauvaise que les précédentes; vomissements, hoquet, diarrhée. Le malade n'a plus la force de parler; il meurt à neuf heures du matin, ayant conservé son intelligence jusqu'au dernier moment.

Autopsie, vingt-huit heures après la mort. — Avant d'ouvrir l'abdomen, je palpe la tumeur à travers les parois abdominales, et voici ce que je constate: dureté à deux travers de doigt au-dessous de l'appendice xiphoïde; immédiatement au-dessous de cette bosselure, dépression légère; puis, plus bas, nouvelle saillie beaucoup plus grosse que la première, et constituant presque à elle seule toute la tumeur. Cette saillie est assez résistante, mais paraît moins superficielle que celle qui est au-dessous de l'appendice xiphoïde; elle est dure en bas (c'est ce qu'on avait déjà senti sur le vivant); elle dépasse très-peu à gauche les limites de la région ombilicale, en bas elle descend presque jusqu'à l'ombilic; à droite, elle le dépasse, et gagne le flanc droit; ses limites sont moins nettes là; on les perd même tout à fait en dehors. Un peu plus haut, et sous les fausses côtes, on sent une troisième saillie, à peu près analogue à celle qui est au-dessous de l'appendice xiphoïde, et dure et superficielle comme elle; au-dessous de l'orifice cutané fait avec la potasse, on ne sent pas de dureté. En somme, il semble qu'il y ait à peu près sur la ligne médiane une tumeur de la grosseur d'une tête d'enfant, qui prendrait naissance à la face inférieure du lobe gauche du foie, et qui ferait saillie à l'ombilic ; il y a de la matité dans toute l'étendue du ventre, mais elle est surtout prononcée au niveau des trois saillies ; il n'y a plus de sillon médian ; il était dû probablement à une contraction volontaire, qui semblait calmer la douleur en soutenant le ventre.

En ouvrant l'abdomen, un flot de liquide jaune verdâtre s'échappe, avec quelques fausses membranes récentes; plusieurs litres s'écoulent, le péritoine en était rempli; liquide un peu louche dans le petit bassin, mais pas de pus évident. Le feuillet pariétal du péritoine paraît sain; il n'est pas rouge et n'a pas de fausse membrane; on dirait que le liquide rapidement épanché l'avait séparé des intestins enflammés. Ceux-ci sont d'un rouge sombre dans toute leur étendue, et non par places; leur surface est dépolie, et couverte çà et là de fausses membranes blanc jaunâtre, molles, minces, peu adhérentes; quelques-unes relient entre elles quelques anses intestinales, mais la moindre rétraction les rompt. Ces intestins sont tendus, les plis qu'ils forment ordinairement du côté de leur attache au mésentère sont effacés ou diminués ; les circonvolutions sont plus larges, plus amples ; il semble qu'elles soient formées par un conduit moins flexible. Les parois de l'estomac paraissent aussi épaissies.

Je relève avec précaution les parois abdominales, les rabats sur le thorax, et je m'aperçois aussitôt que les adhérences de la fistule cèdent du côté droit ; le grand épiploon est relevé et adhérent au niveau de l'appendice xiphoïde, comme nous allons le voir, et je suis tout surpris de ne pas trouver de kyste à l'endroit correspondant à la tumeur extérieure ; il n'y a à cet endroit qu'une élevure formée par des parties hétérogènes.

Voici quelle était la disposition des parties :

Le foie, d'un jaune olivâtre, était assez volumineux; il remontait jusqu'à une ligne qui passerait par le mamelon ; il ne semblait pas avoir refoulé le diaphragme. Tout à fait à droite, son bord inférieur dépassait les fausses côtes de deux travers de doigt ; en avant, au niveau de l'orifice cutané, il les débordait de près de trois travers de doigt, de sorte que la fistule n'était éloignée du bord inférieur du foie que de 2 centimètres à peine. Le bord du foie, en se portant à gauche, s'élevait davantage, comme on le constate à l'état normal ; au milieu, il est éloigné de l'appendice xiphoide d'environ 4 centimètres; son extrémité gauche amincie n'atteint pas tout à fait la rate ; le foie a une consistance assez dure au niveau de ce bord, qui a un peu basculé en haut, repoussé qu'il est par en bas, comme nous allons le voir : à droite, sa face supérieure est libre de toute adhérence ; le diaphragme n'est donc nullement atteint; à peine quelques légères fausses membranes.

Au niveau du ligament suspenseur, se remarquent des particularités très-intéressantes ; c'est là que se trouve l'orifice fait avec la potasse. En soulevant légèrement, de peur de décoller les adhérences, on voit que le ligament suspenseur, au lieu d'être placé perpendiculairement sur le foie, est parallèle à sa surface, c'est-à-dire qu'il représente un triangle allongé, à base antérieure, reposant sur le foie par la face qui normalement regarde à gauche; tandis que, par sa face supérieure, qui normalement regarde à droite, il est adhérent aux parois abdominales. Le côté gauche de ce triangle est donc formé par le bord adhérent aux parois abdominales, c'est-à-dire par le bord supérieur, et le côté droit, par le bord qui le fixe au foie à l'état normal, de sorte qu'en énumérant les différentes parties sur lesquelles a dû agir le caustique, nous trouvons la peau, les couches musculaires avec les aponévroses, le péritoine pariétal, et enfin le ligament suspenseur collé contre lui. Ce ligament suspenseur était donc percé d'un trou situé à peu près dans son milieu, et correspondant à l'orifice cutané, de façon qu'en faisant passer une sonde par cet orifice, elle traversait le ligament et pénétrait dans la cavité péritonéale, à gauche de lui; des adhérences excessivement molles l'unissent à la fistule; il paraît plutôt collé sur lui que véritablement adhérent. Je le décolle avec la plus grande facilité. Une fois séparé, on voit que son pourtour est rouge dans l'étendue de 1 à 3 millimètres; l'exsudation plastique qui l'unit à l'orifice cutané est à peine appréciable. La face du ligament suspenseur qui était appliquée sur le foie était recouverte de quelques débris de fausses membranes très-minces, plus apparentes que sur l'autre face, et dont on suivait une traînée jusqu'en bas de ce ligament.

Pour ce qui est de l'ouverture pratiquée avec la potasse, elle était située à peine à deux travers de doigt du rebord des fausses côtes, à peu près sur la limite de l'épigastre et de l'hypochondre droit ; son ouverture abdominale, le ligament suspenseur une fois redressé, c'est-à-dire remis vertical, était à 2 centimètres du bord supérieur de ce ligament. Si celui-ci n'eût pas changé de position, elle eût donc correspondu au lobe droit du foie, et fût tombée directement sur lui, à 1 centimètre tout au plus de son bord inférieur. Cette bascule du ligament tient à ce que le foie avait été repoussé en haut et à droite. En incisant les parois de l'orifice cutané dans toute leur épaisseur, on ne constate rien d'extraordinaire. Les eschares ne sont pas encore tombées, même la première. L'ouverture supérieure mesure 2 centimètres et demi ; l'abdominale, à peine 1.

Le lobe gauche du foie, de volume normal, présentait, à la réunion de son tiers antérieur avec ses deux tiers postérieurs, une solution de continuité, de 1 centimètre de diamètre et d'un demi de profondeur, et correspondant à l'appendice xiphoïde, qui s'enfonçait dans son épaisseur. Cet appendice n'avait pas changé de direction, seulement le foie fortement relevé était venu s'enfoncer sur lui. Tout autour de cette solution de continuité, qui était déchiquetée, et sur les parois de laquelle il y avait çà et là quelques exsudations blanchâtres, comme fibrineuses, mais ne pouvant se détacher par le raclage, et dues nécessairement au travail inflammatoire, se voyait une dépression circulaire d'un diamètre beaucoup plus grand (4 centimètres à peu près), sans érosion du tissu, mais seulement parsemées de débris de fausses membranes. L'appendice xiphoïde était dénudé de son périchondre, et il était recouvert d'une couleur jaune venant du liquide fourni par l'ulcération hépatique. Il faut noter que cet appendice, avant de pénétrer dans le foie, traversait le grand épiploon, qui était relevé au devant du lobe gauche, et adhérent au niveau du sternum ; de sorte qu'il en résultait une espèce de sac séreux fermé par en bas, où il correspondait à la grande courbure de l'estomac, et que conséquemment, du côlon transverse au sternum, l'estomac était caché par le grand épiploon dans presque toute son étendue, excepté dans les environs du pylore, qui était à découvert et visible au-dessous du bord inférieur du foie, sans qu'il soit besoin de soulever celui-ci, de même que la première portion du duodénum. Une fois le grand épiploon rabattu, on voit l'estomac à nu dans toute son étendue transversale, c'est-à-dire depuis la tubérosité jusqu'au pylore; mais il n'y a que le tiers inférieur de la face antérieure qui soit à découvert, le reste est caché. En soulevant le foie, on met à découvert le reste de l'estomac, et on aperçoit une masse mamelonnée blanc jaunâtre (encéphaloïde), longeant toute la petite courbure, et se prolongeant jusqu'aux conduits et vaisseaux biliaires, qu'elle englobe, sans les détruire ni les oblitérer. Cette masse a envahi tout l'épiploon gastro-hépatique, et a laissé une impression sur la face inférieure du lobe gauche du foie. La petite courbure de l'estomac est très-adhérente à cette masse ; on ne l'en détache qu'imparfaitement, tandis que le foie s'en sépare facilement. Celui-ci est volumineux, mais nullement entamé par la matière cancéreuse ; son tissu est gras ; il n'y a aucune lésion dans son parenchyme ; quand il est enlevé, on voit qu'il s'appuyait en bas sur une masse solide cancéreuse, qui reposait sur la colonne vertébrale, adhérait aux piliers du diaphragme, et envoyait de chaque côté, dans les gouttières qui sont en dehors des corps vertébraux, des espèces de boudins cancéreux qui comblaient ces gouttières.

Voyons maintenant la disposition des intestins : nous avons dit que le grand épiploon, partant du côlon transverse, remontait sur l'estomac et le foie, surtout à gauche. Ce côlon transverse longeait la grande courbure de l'estomac dans toute son étendue, et était soulevé par une masse de consistance inégale, faisant corps avec la tumeur qui siégeait sur les piliers du diaphragme ; cet intestin devait être aplati contre les parois abdominales. Plus bas se trouvait la masse en question, dont le volume, au simple toucher, était équivalent à une tête d'enfant.

Sa limite inférieure correspondait au sillon médian du ventre et à la dureté qu'on sentait à ce niveau pendant la vie et qu'on croyait être le fond du kyste. La tumeur passait entre les première et troisième portions du duodénum ; la troisième était rejetée en bas de la tumeur, ainsi que tout le reste des intestins, qui ne présentait rien à noter.

En disséquant la tumeur, on voit qu'elle repose par une large base sur la colonne vertébrale; elle englobe l'aorte et la veine cave, sans entamer leurs parois et sans exercer de compression bien visible; de chaque côté, comme je l'ai déjà dit, la tumeur comble les gouttières, sans que la colonne vertébrale soit prise. Elle ne déborde pas latéralement les gouttières en question. Elle remonte jusqu'aux anneaux du diaphragme, sans pénétrer dans le thorax; en bas, elle envoie des traînées entre les deux feuillets du mésentère et presque jusqu'à l'angle sacro-vertébral, où elle se réduit en couche mince et ne se manifeste que par une infiltration du tissu cellulaire de ces parties. Chemin faisant, elle englobe les ganglions mésentériques. Au niveau du pancréas, elle envahit également cet organe, paraît en désorganiser complétement la tête, qui n'est plus reconnaissable et se confond avec la masse totale; il n'y a que l'extrémité de la queue où le tissu glandulaire peut encore se distinguer. On voit aussi des traînées cancéreuses sur le trajet des vaisseaux rénaux et hépatiques, mais elles ne vont pas jusqu'à ces organes.

En résumé, cette tumeur énorme, dont la grosseur totale dépasse la tête d'un adulte, avait envahi le tissu cellulaire, les ganglions prévertébraux, une grande partie du pancréas, et les autres organes, dans les interstices desquels elle se glissait, étaient sains. Ainsi la rate était tout à fait normale, ni plus grosse ni plus petite; son tissu non altéré. Les reins, sans être entamés, étaient très-congestionnés, tendus; celui de droite surtout n'avait pas d'atmosphère celluleuse comme d'ordinaire; on aurait dit que la tumeur l'en avait dépouillé, soit par traction, soit par toute autre cause. Le duodénum, bien qu'entourant une partie de la tumeur, était sain. La vésicule biliaire était complétement en dehors de la masse, mais son conduit, ainsi que les conduits hépatique et cholédoque, étaient au milieu de la masse cancéreuse; cependant leur perméabilité n'était pas interrompue; j'ai pu m'en assurer parfaitement, et j'ai suivi le canal cholédoque jusque dans le duodénum; quant au conduit pancréatique, je n'ai pu le retrouver. En ouvrant l'estomac dans toute son étendue, ainsi que le duodénum, j'ai noté que la matière cancéreuse n'avait pénétré nulle part, mais elle commençait, au niveau de l'extrémité gauche de la petite courbure, et surtout près du pylore et de la première portion du duodénum, à faire saillie dans l'intérieur; au niveau du pylore même, elle avait envahi déjà la tunique externe, et dans peu de temps aurait probablement ulcéré complétement la paroi. Quant au plexus solaire et aux ganglions semi-lunaires, ainsi qu'au grand sympathique, la dissection en était impossible ; mais la désorganisation du tissu cellulaire dans lequel ils sont plongés normalement était telle qu'il est permis de dire qu'ils étaient en partie détruits, ou au moins très-gênés dans leurs fonctions. On aurait ainsi l'explication de ces douleurs atroces qu'éprouvait le malade.

Si nous résumons cette longue description, dans laquelle l'étendue des détails a fait perdre l'ensemble, nous voyons que le ventre était divisé en deux parties, visibles extérieurement et séparées par le sillon médian passant par l'ombilic. L'inférieure renfermait tout l'intestin grêle, les côlons ascendant et descendant, et le liquide ascitique ; la supérieure contenait la tumeur cancéreuse et les différents organes abdominaux se rattachant à la digestion, disposés de la façon suivante :

Le foie en haut et à droite, relevé un peu au niveau de son bord antérieur ;

Au-dessous, l'estomac, caché en grande partie par lui et reposant sur la tumeur ;

Au-dessous de l'estomac, et longeant sa grande courbure, le côlon transverse, fixé aussi sur la tumeur, qui en aplatissait le milieu contre les parois abdominales et dont les extrémités, restées sonores par le gaz qu'elles renfermaient, se perdaient dans les hypochondres.

Derrière tout cela, la masse cancéreuse, qui avait repoussé le foie en haut, au point de le faire perforer par l'appendice xiphoïde ; elle envoyait un prolongement entre le foie et la petite courbure de l'estomac ; sa plus grande partie était derrière ce viscère et derrière le côlon transverse, qu'elle dépassait en bas. Tout l'intestin grêle lui servait de limite inférieure.

Rapportons succinctement les faits principaux de cette observation avant de les discuter.

Un homme robuste, de 42 ans, s'étant toujours bien porté et se souvenant à peine d'avoir eu quelques coliques, entre, le 19 septembre 1860, à la Maison de santé, avec des douleurs atroces partant des reins et contournant tout le ventre ; il nous dit que ces douleurs ne remontent qu'à une vingtaine de jours. Un examen, assez difficile à cause des souffrances du malade, nous fait découvrir à l'épigastre une tumeur considérable. Le malade, qui ne voudrait pas qu'on y attachât de l'importance, et qui cherche à se faire illusion en la rapportant à l'embonpoint dû à son âge, ne peut nous dire depuis quand elle existe. Elle est mate; au-dessous l'abdomen, sans être très-sonore, donne un son moins mat à la percussion. M. Grisolle, qui avait vu le malade avant nous, et qui a senti la tumeur très-dure, diagnostique un cancer. Il paraît qu'aujourd'hui elle est beaucoup plus grosse, plus molle; on sent, en effet, au milieu un peu de souplesse, et malgré les renseignements donnés sur le père, renseignements, du reste, fournis par des personnes incompétentes, on admet plutôt un kyste, à cause de l'absence de teinte cachectique et de troubles bien évidents du côté du foie ou de l'estomac.

Le malade n'a, en effet, aucun vomissement noir; seulement il a de fréquentes émissions de gaz inodores par la bouche et pendant les accès de coliques. On voit souvent les intestins se dessiner à travers le ventre, surtout dans les deux flancs. Une ponction exploratrice, pratiquée dix jours après son entrée (29 septembre), donne issue à du liquide et semble confirmer le diagnostic; elle n'est suivie d'aucune douleur vive indiquant une péritonite par perforation. On applique immédiatement le caustique (30 septembre), et cinq jours après (4 octobre), issue de plusieurs litres de liquide, suivie quelques heures après de douleurs affreuses qu'on attribue au retrait de la partie postérieure et inférieure du kyste, à cause du non-affaissement de celui-ci en avant. La partie inférieure du ventre, qui au commencement contrastait avec la supérieure par sa rétraction, est plus bombée; elle renferme manifestement du liquide, mais on l'attribue à la compression de la tumeur, qui a, dit-on, beaucoup augmenté dans ces derniers temps; il y a aussi un peu d'œdème du scrotum et des membres inférieurs, dû sans doute à la même cause. Le lendemain de l'ouverture avec le caustique (5 octobre), l'orifice de la fistule se bouche. On débride (6 octobre); nouvelle issue de plusieurs litres de liquide. On met une sonde à demeure; frissons vers midi, vomissements le soir. Le 7 octobre, il ne sort rien par la fistule, même en enlevant la sonde; la tumeur est un peu plus douloureuse au pourtour de l'orifice. On réintroduit la sonde et on injecte trois seringues à hydrocèle remplies d'eau tiède, pour laver le kyste; rien ne sort, même en pressant la tumeur avec les mains. Douleur dans le ventre après l'injection, sentiment de faiblesse, pouls filiforme (132 puls.), vomissements porracés. Le soir, le ventre paraît plus douloureux. Le 8, le ventre est aussi gros en bas qu'en haut; hoquet, diarrhée, vomissements. Par la sonde, on retire 2 litres d'un liquide jaunâtre, un peu graisseux, avec quelques débris pseudomembraneux; à mesure que le liquide sort, la partie inférieure du ventre paraît s'affaisser. Le 9, vomissements, diarrhée; peau froide; ventre tendu, mat partout. Le malade ne veut pas laisser mettre la sonde, dont l'introduction a presque toujours été douloureuse. On l'introduit néanmoins le soir; il sort un liquide se rapprochant de la teinte rouge-brique. Le 10, mort. Jusqu'à la fin, malgré la présence de l'ascite, on crut à un kyste; seulement on en supposait les parois trop épaisses pour se rétracter.

Réflexions. Voyons maintenant quelles sont les circonstances qui nous ont induit en erreur, et s'il était possible de l'éviter.

En tenant compte du siége de la tumeur, qui occupait l'hypochondre droit et l'épigastre, on était conduit à admettre une affection du foie, abcès, cancer ou kyste. Les abcès ne devaient pas longtemps nous arrêter, car ils sont excessivement rares dans notre climat, et lorsqu'exceptionnellement ils sont observés, leur formation est annoncée le plus souvent, pour ne pas dire toujours, par des accès de fièvre avec frisson. Rien de semblable n'avait été observé chez notre malade, et le doute ne nous semblait possible qu'entre le kyste et le cancer.

Les signes en faveur du kyste étaient nombreux. La tumeur s'était formée sans troubler d'abord la santé, sans déterminer de fièvre ni d'ictère; il n'y avait pas la moindre teinte cachectique indiquant le cancer; le malade était très-fort, et ce n'est que dans les derniers temps qu'il commença à maigrir. Une pareille tumeur, si elle eût été cancéreuse, ne pouvait pas, il me semblait, ne pas réagir sur l'économie ; car ce n'est que plus tard, et après l'autopsie de ce malade, que j'ai recherché les cas dans lesquels la cachexie se présentait plus volontiers, et que j'ai cru remarquer qu'elle manquait souvent dans les cas de cancers développés dans le tissu cellulaire ou dans des organes peu importants. Cette absence de couleur jaune-paille, pathognomonique du carcinome, pouvait donc bien tromper ; et, du reste, où aurait siégé ce cancer ? Le malade n'avait jamais rien éprouvé qui pût faire penser qu'il occupait le parenchyme hépatique, et, d'un autre côté, le cancer du foie n'affecte pas cette forme de tumeur unique, très-volumineuse, soulevant les parois abdominales ; et l'âge du malade n'était pas non plus tout à fait celui auquel on voit habituellement ce genre d'altération. Quant à l'estomac, il n'y avait rien aussi de caractéristique ; le malade n'a vomi que dans les derniers temps de sa vie, et encore ces vomissements étaient verdâtres et non en rapport avec ce qu'on aurait dû attendre d'un cancer stomacal aussi prononcé. Ce qui tourmentait le malade, c'était la sortie fréquente de gaz par la bouche, et ces gaz n'avaient aucune odeur qui pût mettre sur la voie ; les selles n'indiquaient pas non plus que le tube digestif fût atteint. Du reste, un cancer de l'estomac, en le supposant le plus volumineux possible, n'acquiert jamais des dimensions aussi considérables.

Les douleurs extrêmement vives qu'éprouvait le malade, avec sentiment de constriction dans la région épigastrique, bien qu'elles nous surprissent un peu et qu'elles ne fussent pas ordinaires au kyste, nous semblaient cependant trouver leur explication dans la compression du plexus solaire par la tumeur, qui lui était devenue sans doute adhérente. J'ai déjà, en effet, développé les raisons qui me faisaient croire que le kyste siégeait en arrière du foie et appuyait sur la colonne vertébrale ; cela nous paraissait suffisant pour rendre compte de ces douleurs anormales, et de plus, deux circonstances semblaient corroborer cette supposition : ainsi l'évacuation de la poche était suivie de l'exaspération des douleurs, ce qui nous paraissait dû à un phénomène inverse de la compression, mais produisant le même effet, c'est-à-dire au retrait de la poche qui entraînait les plexus adhérents à elle, et causait de cette façon des tiraillements douloureux ; d'un autre côté, quand on distendait le kyste en y injectant de l'eau, on rétablissait la compression et par conséquent les douleurs premières (nous ne savions pas être dans le péritoine). Ainsi compression et retrait du kyste étaient pour nous une explication très-plausible ; enfin le début de ces douleurs, qui, nous assurait-on, ne remontait pas à plus de vingt jours, et qui, d'après le dire de deux médecins, coïncidait avec une augmentation considérable de la tumeur, était encore en faveur de la cause que nous supposions (compression).

L'exploration de la tumeur ne nous contredisait pas non plus ; on sentait bien à sa surface des parties plus résistantes les unes que les autres, mais elles n'étaient pas incompatibles avec la présence d'un kyste, car on trouvait au milieu un endroit souple, comme rénitent, ce qui nous faisait supposer que le kyste tendait à poindre dans ce sens, après s'être développé d'abord au-dessous du foie.

La sonorité, dans les conditions dans lesquelles on l'avait constatée au centre de la tumeur, nous paraissait avoir été produite par le déplacement d'une anse intestinale ; l'issue d'un liquide après la ponction exploratrice levait les doutes et nous engageait à employer immédiatement le procédé de Récamier. Il est vrai de dire que la couleur du liquide ne ressemblait guère à celle du liquide des kystes, ordinairement incolore, parfaitement limpide et non albumineux ; mais les douleurs spontanées qu'avait éprouvées le malade, la sensibilité de la tumeur, et le mouvement fébrile survenu depuis quelque temps, permettaient de supposer un travail phlegmasique ; or on sait que, sous l'influence de celui-ci, le liquide se trouble, devient opalin, jaunâtre ou rougeâtre, plus ou moins albumineux, c'est-à-dire qu'il contient du pus et quelquefois du sang ; en tout cas, il se rapprochait encore moins du liquide ascitique. Dans les premiers temps, il avait beaucoup d'analogie avec une émulsion, il renfermait de la graisse en abondance, et dans les derniers jours il était rougeâtre. L'absence des caractères d'un liquide vraiment ascitique devait donc de préférence nous faire admettre un kyste, puisqu'on n'ignore pas combien est variable le contenu des tumeurs kystiques.

Lors de l'injection de l'eau tiède, la douleur n'a pas été aussi vive qu'on aurait dû s'y attendre si elle eût pénétré dans le péritoine, et la difficulté à ressortir tenait, selon nous, à la rigidité des parois, dont toute l'élasticité était épuisée. Enfin, bien que nous ayons reconnu l'ascite dans les derniers temps, elle nous semblait être la marche naturelle de l'affection, et ne nous a pas donné un instant l'idée d'une objection.

Ainsi donc, dans tout ce que nous observions, rien ne nous paraissait absolument anormal, et l'interprétation en était vraisemblablement facile.

Les raisons qui plaidaient en faveur du cancer étaient loin d'être aussi nombreuses. Les parents nous apprirent, pendant le courant de la maladie, que le père venait de mourir d'une affection du foie, dont il souffrait depuis assez longtemps, et qu'une sœur du malade était très-jaune et soignée pour une affection du foie également ; mais ces deux personnes n'ont pas été soumises à notre observation, et ces renseignements, donnés par des gens étrangers totalement à la médecine, perdaient beaucoup de leur valeur et ne permettaient pas d'y attacher une grande importance, d'autant plus qu'il y avait absence complète de cachexie cancéreuse. La question de l'hérédité, qu'il eût été capital de bien élucider, ne pouvait donc pas l'être entièrement.

Les bosselures de la surface de la tumeur n'étaient pas très-prononcées ; elles étaient certainement en faveur du cancer, mais, comme on l'a vu, elles trouvaient aussi leur explication avec l'hypothèse d'un kyste. De ce côté-là, il n'y avait donc pas d'incertitude possible.

La sonorité passagère observée autour de la fistule aurait pu faire penser que la tumeur était hétérogène, d'autant plus qu'au centre de celle-ci, ainsi que je l'avais noté, on avait la sensation que les parois abdominales n'étaient pas immédiatement appliquées contre elle ; mais cette certaine souplesse du centre avait été prise par d'autres pour de la rénitence, et la sonorité, pour avoir quelque valeur, aurait dû se reproduire à plusieurs reprises. La disparition donnait raison à l'explication que nous nous en faisions par le déplacement d'une anse intestinale.

Le développement rapide de la tumeur, qui, disait-on, dure au début, était devenue molle, était en faveur du cancer ; mais, comme il n'y avait pas incompatibilité non plus absolue avec l'idée d'un kyste, l'absence de teinte cachectique lui enlevait toute sa portée. D'un autre côté, les digestions étaient primitivement bonnes, et l'appétit ne s'était perdu que depuis fort peu de temps (vingt jours à peu près). Enfin l'issue d'un liquide à travers la canule du trois-quarts explorateur devait nous faire rejeter l'idée d'un cancer.

Le meilleur signe se rapportant au carcinome était donné par les douleurs ; celles-ci, on se le rappelle, étaient atroces : partant de la partie inférieure du dos, leur siége principal, elles remontaient non-seulement dans l'épaule droite, comme on le rencontre plus spécialement dans les affections du foie, mais aussi dans l'épaule gauche. Pareilles douleurs s'observent rarement avec des kystes ; elles sont plus fréquentes au contraire avec les cancers, qui fusent pour ainsi dire dans les interstices celluleux, englobant les nerfs, les comprimant, ou les détruisant même. On voit tous les jours au contraire des kystes énormes remplir tout le ventre, et ne causer que de la gêne et à peine de la douleur. En résumé, il n'y avait en faveur de la nature cancéreuse de la tumeur que deux raisons sérieuses, l'hérédité et l'acuité des douleurs ; encore la première n'était-elle pas bien établie, et la seconde trouvait-elle des raisons d'être d'une toute autre façon, comme nous l'avons vu.

Là ne doit pas se terminer la critique de notre observation, il reste encore à voir si les altérations découvertes à l'autopsie rendent suffisamment compte de tous les symptômes observés pendant la vie.

La nécropsie nous a démontré un cancer encéphaloïde énorme développé dans le tissu cellulaire prévertébral, et commençant déjà à gagner les organes voisins (estomac et pancréas). Ce que j'ai dit, à propos des cachexies, du cancer du tissu cellulaire nous explique d'abord l'absence de teinte cachectique jaune-paille, celle-ci arrivant surtout dans les cancers organiques, et principalement dans ceux du tube digestif. Il est probable du reste que, si le malade eût vécu plus longtemps, cette coloration se serait déclarée bientôt, puisque la paroi de l'estomac et tout le pancréas allaient être détruits par le carcinome. La lésion commençante de ces deux viscères se révélait déjà par quelques troubles ; en effet le malade, qui jusque-là avait eu de bonnes digestions, avait perdu l'appétit depuis une vingtaine de jours ; il y avait impossibilité de lui rien faire prendre quand il est venu réclamer nos soins ; deplus, une diarrhée assez tenace le tourmentait dans les derniers jours, peut-être même celle-ci eût-elle été plus prononcée, sans quelques particularités que nous signalerons tout à l'heure.

Le siége du cancer, qui primitivement devait être tout à fait indépendant des organes, nous donne aussi la clef de cette indolence prolongée, indolence remarquée déjà par Fernel ; une pareille tumeur ne s'est pas développée en effet en vingt jours ; le malade nous a dit du reste que depuis longtemps son ventre était gros au creux de l'estomac ; mais, comme il n'en souffrait pas, il n'y avait pas accordé grande attention. Il est donc hors de doute pour nous que la tumeur datait déjà de loin ; ce n'est que dans les derniers jours que, par suite d'un développement assez rapide, elle a déterminé des symptômes (troubles digestifs et douleurs) qui ont été pris pour le commencement de la maladie.

Les douleurs atroces, qui dominaient tout, ont leur explication toute naturelle : la masse cancéreuse qui avait envahi le plexus solaire le comprimait ou en avait détruit une partie, comme l'a constaté Lobstein plusieurs fois. La compression du point de convergence d'une grande partie des nerfs viscéraux rend aussi compte de l'irradiation des douleurs dans l'épaule gauche aussi bien que dans la droite, ce qui eût été au moins très-exceptionnel avec une lésion isolée du foie.

Les gaz inodores qui s'échappaient à chaque instant par la bouche étaient obligés de prendre cette voie; l'estomac, sa portion pylorique surtout, et le duodénum, gênés par la tumeur qui les comprimait, ne leur permettaient pas de suivre leur route normale. Les quelques vomissements observés même avant la péritonite n'avaient certainement pas d'autre cause; il en était de même des coliques venteuses, pendant lesquelles on voyait les anses intestinales se dessiner à travers les parois du ventre. En effet, tandis que l'estomac était serré entre le foie et la tumeur cancéreuse, le côlon transverse était fortement appliqué par celle-ci contre les parois abdominales, et il lui était même impossible de glisser sur la convexité de la tumeur, car il était retenu par le grand épiploon relevé, comme on s'en souvient, au devant de l'estomac, et adhérent à l'appendice xiphoïde. Cette compression du côlon transverse devait gêner le passage des gaz, et probablement aussi celui des matières fécales; c'est peut-être cette dernière circonstance qui faisait que la diarrhée était moins fréquente qu'elle aurait dû l'être avec une lésion du pancréas.

Quant aux résultats que nous avait fournis l'exploration de la tumeur pendant la vie, on les comprend facilement. La tumeur ne donnait pas partout la même sensation; la dureté signalée à l'épigastre répondait au petit lobe du foie, dont le bord basculé en avant était devenu plus appréciable; la seconde résistance observée au-dessous des fausses côtes droites était également due à l'organe hépatique, celle d'en bas correspondait directement à la tumeur maligne; entre ces trois saillies, étaient une partie de l'estomac et une partie du côlon transverse, toutes les deux comprimées, par conséquent privées de gaz et recouvertes encore du grand épiploon, qui devait en diminuer aussi la sonorité. Cette disposition donnait à cette région une certaine souplesse et une mollesse qui m'avaient fait dire qu'en ce point, les parois abdominales paraissaient plus éloignées de la tumeur; c'est cette absence de dureté qui avait été prise pour de la rénitence, et qui avait fait supposer que le kyste tendait à poindre par là. Enfin on s'explique aussi, par la présence de l'estomac et du côlon, la sonorité passagère perçue quelques jours après la première application de caustique et après la première issue de liquide. Il est probable que si l'on eût été constamment près du malade, on aurait pu assister au passage de quelques gaz et la trouver de nouveau. C'est cette même souplesse des téguments au centre de la tumeur qui avait fait penser aux médecins de la ville, qui revirent le malade dans notre service, qu'elle s'était ramollie. Quinze jours avant son entrée, disaient-ils, elle était très-dure; comme l'autopsie n'a rien montré de ramolli, il est à croire qu'à cette époque, la vraie tumeur n'était pas très-appréciable à travers la peau. La dureté constatée alors tenait sans doute au lobe gauche du foie, qui commençait déjà à être refoulé.

Au début, avons-nous dit, le ventre était divisé en deux parties très-distinctes : la partie inférieure, très-rétractée sans être mate, était peu sonore; il y avait donc peu de liquide, et la position du malade, qui ne pouvait rester que debout ou assis, avait empêché de se livrer à un examen méthodique complet et de le reconnaître; mais, s'il était en si petite quantité, comment se fait-il que la ponction exploratrice pratiquée en haut en ait laissé échapper, et qu'on ait même retiré la canule avant que le jet fût arrêté? Cette particularité nous paraît sous la dépendance de la rétraction du ventre, qui étalait en lame le peu de liquide que contenait le péritoine et le faisait remonter jusqu'en haut. Cette lame était tellement mince, qu'il n'est rien sorti tout de suite après la ponction, probablement sans doute parce que le trois-quarts en avait dépassé les limites; il a fallu, en effet, déplacer la canule pour que l'écoulement ait lieu.

Du reste, il s'est passé là ce que l'on observe au début d'un épanchement pleurétique, où le jeu des poumons domine le poids du liquide et l'empêche encore de s'accumuler dans les parties déclives.

La disposition du ligament suspenseur du foie, devenu parallèle à la face antérieure de cet organe, nous rend compte peut-être de l'arrêt de l'écoulement qui eut lieu le lendemain de l'ouverture du kyste. Une fois une certaine quantité de liquide écoulé, il est sans doute venu s'appliquer, comme une soupape, contre la fistule, dont la limite interne s'arrêtait au péritoine, s'est soudé à l'orifice, et n'a laissé passer à nouveau le liquide qu'après s'être ulcéré à son tour. Cet arrêt momentané de l'écoulement s'expliquerait aussi par la sortie de tout le liquide, qui dépassait le niveau de la fistule et qui demandait le temps de se reproduire.

Les douleurs qui ont suivi l'évacuation de la sérosité par la sonde, et attribuées par nous aux tiraillements des nerfs adhérents à la tumeur, étaient occasionnées tout simplement par les rapports plus intimes des parois abdominales et de la masse cancéreuse, et par conséquent par une compression plus directe de celle-ci.

Dans les derniers temps, le liquide sortait plus difficilement: c'est que la rétraction des parois abdominales n'existait plus; une péritonite sourde s'était déclarée; instinctivement le ventre s'était détendu, pour ne pas comprimer les intestins, devenus douloureux; il en résultait que le liquide, trouvant de la place dans la partie inférieure, qui s'élargissait progressivement, avait moins de tendance à sortir par la fistule.

Une autre question se présente : A quoi étaient dus la coloration louche du liquide et son aspect graisseux? Je n'en vois pas d'explication bien satisfaisante, à moins qu'on n'en trouve la cause dans l'ulcération du petit lobe du foie, par l'appendice xiphoïde, qui aurait laissé tomber dans le péritoine quelques principes gras. Je serais en effet très-disposé à admettre que c'est elle qui a déterminé la péritonite, dont le début a été si peu clair. On est certes autorisé à croire que la ponction exploratrice n'y a été pour rien. Les crises venues à l'occasion de l'ouverture par les caustiques, et lors de l'injection de l'eau tiède, n'ont eu rien non plus de bien caractéristique, puisqu'on était habitué à voir le malade être pris de temps en temps d'accès aussi terribles. Quelques principes de la bile s'écoulant dans le péritoine ont bien pu la provoquer, seulement les phénomènes latents de l'inflammation empêchent de rien affirmer. Ce peu d'acuité dans les symptômes, du reste, trouve sa raison d'être dans la présence de l'ascite, antérieure bien certainement à la péritonite. Un liquide, quelque irritant qu'il soit, tombant dans ces conditions, dans la séreuse abdominale, perdra nécessairement de son âcreté par son mélange avec la sérosité péritonéale.

Enfin la diminution de la partie inférieure du ventre d'une façon très-notable, quand on vidait le prétendu kyste, est maintenant toute naturelle.

L'observation qui précède, et pour laquelle nous n'avons pas négligé les moindres détails, parce qu'ils nous semblaient tous intéressants, prouve :

1° Qu'en fait de tumeurs abdominales, le diagnostic est entouré des plus grandes difficultés ;

2° Que pour l'éclairer, les plus petites choses ont leur valeur, et qu'il faut en faire une analyse minutieuse ;

3° Qu'il faut rechercher avec soin s'il n'y a pas complication d'ascite ; cela est particulièrement nécessaire lorsqu'on a l'intention de déterminer des adhérences entre les parois abdominales et la tumeur, à l'aide de cautérisations profondes. Il est certain, en effet, que l'existence d'un épanchement un peu considérable dans la cavité péritonéale est un obstacle insurmontable à la formation de cette adhésion ;

4° Enfin ce fait démontre que la cautérisation profonde des parois abdominales, alors qu'elle produit une simple perforation qui fait communiquer la cavité péritonéale avec l'extérieur, est bien moins dangereuse qu'on ne le supposerait.

On peut en dire autant de l'introduction des bougies dans le péritoine. Je dois faire remarquer cependant que, dans le cas particulier qui nous occupe, l'ascite a bien pu en amoindrir les effets.

Pronostic comparé des tumeurs de la partie supérieure de l'abdomen et de celles de la partie inférieure.

Les tumeurs de la partie supérieure de l'abdomen sont plus graves que celles du bas-ventre, parce que ces dernières envahissent des organes qui ne sont pas essentiels à la vie (ovaires, trompes, utérus), tandis que les autres siégent presque toujours dans un viscère important (foie, rate, reins, etc.). Cette différence dans le pronostic existe même pour les affections contre lesquelles la thérapeutique n'a pas de ressources, les cancers ; on ne peut pas en effet comparer les cancers du foie, de l'estomac, etc., à ceux de la matrice ou de l'ovaire; ceux-ci restent souvent latents, et ce n'est parfois que quand ils ont amené une désorganisation profonde que la santé s'en trouve altérée; les premiers au contraire s'accompagnent rapidement d'accidents graves et bientôt mortels. Les mêmes réflexions sont applicables aux tumeurs qui peuvent guérir, comme les kystes et les abcès, par une ouverture artificielle; car les tumeurs liquides de la région supérieure n'ont guère qu'une issue qui leur soit favorable, c'est celle qui se fait à travers les parois abdominales; toutes les autres sont dangereuses. On peut craindre l'ouverture dans les plèvres, le péricarde, ou le médiastin. De plus, bien que la perforation intestinale soit commune aux tumeurs des deux régions, en haut, elle aura une suite plus fâcheuse, parce qu'en général, et en mettant à part le côlon transverse, elle sera plus rapprochée de l'estomac ; on conçoit donc, surtout si ce dernier viscère est atteint, que la nutrition soit plus rapidement altérée. Ces accidents sont moins à redouter pour les kystes ou les abcès de la partie inférieure de l'abdomen ; l'ouverture dans le rectum réagit peu sur les fonctions digestives; elle pourra persister longtemps sans inconvénient, ce qui permettra à la guérison de se faire : c'est donc une issue très-favorable, surtout quand elle se fait très-bas. Enfin, chez la femme chez qui le monopole des tumeurs inflammatoires est pour ainsi dire concentré, nous observons fréquemment une terminaison des plus heureuses, l'ouverture par le vagin, ouverture que le chirurgien ne laisse pas toujours à la nature le soin de faire. Nous avons eu cette année, à la Maison municipale de santé, de nombreux exemples de phlegmons suppurés du petit bassin remontant souvent très-haut au-dessus du pubis ; tous se sont terminés par la guérison, après s'être vidés par le vagin ou le rectum ou s'être résolus.

Les suppurations de la partie supérieure du ventre sont redoutables, surtout en ce qu'elles ne se montrent pas, la plupart du temps comme ici, dans les interstices celluleux des organes, mais au milieu de leur parenchyme (foie), et qu'ils ne sont le plus souvent que la complication d'un état général grave qui a déjà affaibli la constitution. Je citerai le cas suivant, que j'ai observé cette année.

OBSERVATION VI. — *Abcès du foie ; ouverture par le caustique de Vienne. Mort, autopsie.*

M. B..... (François), médecin italien, âgé de 35 ans, entre à la Maison municipale de santé le 16 avril 1860.

Bonne santé habituelle. Fièvre intermittente il y a quatre mois, et contractée pendant un voyage au Brésil ; cette fièvre dure deux mois. Elle était passée depuis quelque temps, et le malade revenait en France, quand il s'aperçut d'une tuméfaction à la région hépatique ; cette tuméfaction augmenta graduellement, et s'accompagna de frissons et d'accès fébriles paraissant à des intervalles très-irréguliers, les digestions se troublèrent bientôt, et le malade débarqua dans un état de souffrance très-prononcé.

Il entre à la Maison municipale de santé le 16 avril 1860. La face est d'un jaune terreux et exprime la douleur ; pas de fièvre. Rien de particulier au cœur et dans les poumons. La langue est sale et l'appétit perdu. La région hépatique est le siége d'une voussure qui frappe tout de suite les regards. La peau n'a pas changé de couleur. La percussion dénote une matité remontant jusqu'à la cinquième côte, dépassant un peu en bas une ligne horizontale passant par l'ombilic et débordant à gauche la ligne blanche de plus d'un travers de doigt. Le point le plus culminant est à droite et en avant, au-dessous des fausses côtes; la pression y est douloureuse, surtout en cet endroit; on y sent une fluctuation manifeste dans une étendue de 6 à 7 centimètres carrés. Les autres organes abdominaux (rate et reins) sont normaux. On diagnostique un abcès du foie.

Dans la journée, un peu de frisson et de fièvre, et quelques vomissements verdâtres.

19 avril. Depuis son entrée, le malade a eu des accès fébriles irréguliers, avec frisson, malaise, et vomissements presque tous les jours; il n'a envie d'aucun aliment, il dépérit manifestement, et, si l'on veut avoir quelque chance de le sauver, il faut agir promptement. En conséquence, il est décidé qu'on ouvrira l'abcès par le procéde de Récamier. On applique donc immédiatement le caustique de Vienne à deux travers de doigt au-dessous des fausses côtes, sur le point le plus culminant de la tumeur; vomissements dans la journée. Le soir, seconde application de poudre de Vienne, après avoir enlevé le centre de l'eschare.

Le 20. Troisième et quatrième applications. La quatrième est assez douloureuse et accompagnée d'un peu d'écoulement de sang; en même temps, le malade est pris d'un vomissement très-abondant (1 litre et demi), composé exclusivement de boissons. Il réclame de l'opium pour le calmer, malgré cette facilité à vomir. — Julep avec 15 grammes de sirop d'opium; 96 pulsations seulement.

Le 21. Cinquième et sixième applications, mais en substituant le caustique Filhos à la poudre de Vienne. Toutes les cautérisations précédentes ont duré de dix minutes à un quart d'heure.

Le 22. En enlevant l'eschare avec le bistouri, il s'écoule environ 100 grammes de sang que l'on arrête avec le perchlorure de fer. On ne fait pas d'application de caustique. Le soir, j'enlève la charpie imbibée de perchlorure, et je cautérise avec le caustique Filhos (septième application), mais seulement pendant quelques minutes, à cause de la douleur vive que ressent le malade. Moins de vomissements dans la journée.

Le 23, nouvelle application du caustique Filhos (la huitième); on n'en fait pas le soir.

Le 24. Le malade s'impatiente, trouve le temps long. Comme il y a lieu de supposer que des adhérences sont établies, on pratique au fond de l'eschare une ponction avec un trois-quarts à hydrocèle. Au moment où on enfonce l'instrument, on entend un bruit donnant l'impression de quelque chose qui se décolle, comme si les adhérences étaient tiraillées; il s'écoule un liquide purulent assez épais, de couleur brun-chocolat, mêlé de quelques grumeaux blancs; il en sort environ 500 grammes, on laisse la canule et on la bouche.

Dans la journée et le soir, on la r'ouvre, et on retire environ 500 grammes du même liquide. Le malade se plaint d'une douleur siégeant au-dessous de la fistule et paraissant due aux tiraillements des adhérences par suite du retrait de la tumeur; pas de vomissements, aucun signe de péritonite, 96 pulsations.

Le 25. La canule est sortie, probablement dans un effort, car le malade est enrhumé depuis quelques jours et tousse assez fréquemment; on ne la remet pas, on recouvre seulement la fistule de charpie, qui s'imbibe toute la journée; pas de vomissements ni de diarrhée, facies meilleur; le moral du malade se relève.

Le 26. Ni vomissements ni diarrhée; légère douleur dans le ventre, sans ballonnement; pas de selles depuis trois jours, rougeur autour de l'eschare, 28 pulsations. On introduit une sonde en gomme élastique; elle pénètre tout entière sans la moindre résistance; on ne peut parvenir à toucher le fond, ce qui prouve que toute l'épaisseur du foie est attaquée. Le liquide est moins épais et moins brun, mais un peu odorant. On laisse la sonde, on l'enlève le soir; il s'écoule peu de liquide. Pas de fièvre; le malade a faim.

Le 27. Quelques hoquets et un léger vomissement après avoir pris du sirop d'opium; 88 pulsations, douleur au-dessous de la fistule pendant les efforts de toux; pus plus liquide, mais d'une odeur plus forte. On introduit la sonde, et il ne sort rien. On n'ose pas faire d'injections, dans la crainte d'enflammer le foyer, dont les parois sont probablement formées par le tissu hépatique. — Une pilule d'opium de 0,05, un premier degré d'aliments.

Le 28. Hoquet hier toute la journée et persistant pendant toute la durée de la visite d'aujourd'hui. Je l'attribue à l'inflammation, qui a amené des adhérences, et qui aura irrité un peu le diaphragme, dont les attaches sont très-près de la fistule. Il y a aussi un peu de vomissement. 96 pulsations ce matin, l'eschare de la peau tombe. Le parallélisme entre l'ouverture cutanée et celle de l'abcès commence à se détruire : cette dernière, en effet, est remontée à la partie supérieure et externe de l'orifice cutanée. On se décide à faire une injection iodée très-légère (au 6e); on la répète le soir. — Bouillon, potages.

Le 30. 92 pulsations ce matin. Hoquet hier toute la journée; il continue ce matin. Écoulement, de la quantité d'un verre, d'un liquide purulent à odeur très-forte. On introduit une sonde plus grosse, et le pus s'écoule très-facilement. La tumeur hépatique est bien moins prononcée, un peu de frisson dans la journée. — Nouvelle injection le soir.

1er mai. Pas de frisson, a dormi. L'écoulement a été très-abondant cette nuit, le hoquet diminue; 88 pulsations. — Injections matin et soir; 6 bols de 0,25 d'extrait mou de quinquina.

Le 2. Écoulement toujours abondant, a vomi un peu, pas de diarrhée, 88 pulsations; toujours du hoquet, teint bon; il demande à manger. — Julep gommeux, avec 10 grammes d'eau de laurier-cerise et 15 grammes de sirop d'éther; 2 injections iodées.

Le 3. Le hoquet continue, a un peu mangé; 84 pulsations. — 2 injections iodées.

Le 4. Hoquet moins fréquent, a vomi un peu, diarrhée légère; le malade se sènt faible, 84 pulsations; écoulement moins abondant. En se retournant sur le côté gauche, le malade ressent des douleurs dans la tumeur, à cause des tiraillements des adhérences. L'orifice cutané de la fistule touche le rebord des fausses côtes, la tumeur hépatique est tout à fait affaissée.

Le 7. Depuis trois jours, le pouls est à 96; aujourd'hui on compte 108 pulsations, la diarrhée continue (11 selles hier), peau froide, dépérissement, inappétence complète, plus de toux. On a fait une injection iodée hier au soir. — Décoction blanche, 9 grammes de sous-nitrate de bismuth en trois paquets; deux quarts lavement avec 3 grammes d'extrait de ratanhia et six gouttes de laudanum.

Le 8. Six selles hier, avec des vomissements qui se sont répétés ce matin. Hier au soir, frisson; aujourd'hui 96 pulsations.

Le 9. La diarrhée continue, 96 pulsations, plus de tuméfaction à la région hépatique. — Injection iodée.

Le 12. Depuis trois jours, subdélirium; le malade est même tombé hier en voulant se lever; vomissements, diarrhée; il ne sort plus rien par la fistule; 96 pulsations très-petites et très-dépressibles.

Le 14, mort à une heure du matin.

Autopsie. En ouvrant l'abdomen, on constate que le bord inférieur du foie descend aussi bas que quand le malade est entré, c'est-à-dire jusqu'à une ligne passant par l'ombilic. La face antérieure du foie, qui correspondait à la tumeur, n'est pas bombée; elle est presque plane et libre d'adhérences avec les parois abdominales, excepté tout à fait en haut, au niveau de la fistule, comme nous le verrons; en appuyant dessus, on sent très-bien qu'elle correspond au foyer purulent; si l'on cherche à soulever le foie pour l'extraire, la chose est impossible, car il est fixé par des adhérences filamenteuses assez fortes dans toute sa partie postérieure et son bord libre; il faut couper une à une ces adhérences et avec précaution, surtout si l'on ne veut pas ouvrir l'abcès, dont la paroi postérieure est très-mince. Une fois que l'organe hépatique est enlevé, on voit qu'il reposait sur une espèce de coussinet formé par le duodénum, le grand épiploon et le côlon ascendant réunis entre eux dans leurs parties habituellement en rapport et comme recouverts d'une toile ressemblant au grand épiploon lui-même.

Les adhérences qui fixaient le foie par sa face postérieure et son bord inférieur l'empêchaient de remonter, et par conséquent l'abcès de se rétracter. Il n'y avait donc que la face antérieure du foie qui pouvait venir au devant de l'autre, s'affaisser, et amener l'adossement des deux parois du foyer. Mais cette face elle-même était fixée par son centre aux parois abdominales antérieures, immédiatement au-dessous du rebord des fausses côtes, par les adhérences qui entouraient la fistule artificielle. Pour examiner celle-ci, j'ai enlevé d'une seule pièce la partie antérieure de l'abdomen et du thorax, après avoir coupé le diaphragme aussi près que possible de la colonne vertébrale. J'ai pu alors constater que le diaphragme n'était pas du tout fixé au foie, mais que celui-ci était attaché au niveau de la fistule par des adhérences tellement fortes qu'en soulevant l'espèce de plastron abdomino-thoracique que j'avais découpé, je soulevais le foie tout entier sans les rompre. Ces adhérences occupaient une surface de 4 à 5 centimètres carrés.

L'abcès ouvert montra une cavité pouvant recevoir une orange, à parois minces en avant et surtout en arrière. Ces parois étaient anfractueuses, recouvertes d'exsudation blanchâtre, mais sans fausse membrane bien évidente et manifestement formées par le parenchyme hépatique lui-même. Le reste du tissu du foie était ardoisé et ne paraissait pas devoir être très-propre à remplir ses fonctions.

Pas d'ascite.

Pas de tubercules; tous les autres organes sains.

Par opposition au fait précédent, je donnerai l'observation suivante, où, malgré les accidents variés qu'a présentés la malade, malgré son mauvais vouloir à suivre nos conseils, et un traitement très-long, la santé n'en a pas moins pris le dessus.

OBSERVATION VII. — *Kyste suppuré de l'ovaire, ouverture par les caustiques; troubles digestifs prolongés. Guérison.*

Mlle P...., 23 ans, entrée à la Maison de santé le 29 janvier 1860.

Peau blanche, constitution molle, tempérament lymphatique, cheveux blonds;

pas de maladies graves antérieures; bien réglée; pas de toux habituelle, ni crachements de sang.

Deux avortements, le premier à sept mois et demi, le 1er mars 1859; le dernier, à six mois et demi, le 5 janvier 1860. Enfants morts. Le premier n'a été suivi d'aucun accident, et le début de la maladie qui l'amène ici remonte au deuxième; jusque-là elle n'avait rien remarqué de particulier dans son ventre. Interrogée sur l'existence de la tumeur qu'elle a actuellement, elle dit qu'elle ne s'en était pas aperçue; seulement, six semaines avant le dernier avortement, elle ne sentait plus l'enfant remuer et se trouvait mal à chaque instant; elle avait des douleurs dans le ventre, et quelques jours plus tard elle sentait dans le ventre une boule qui changeait de place et qu'elle prenait pour la tête de l'enfant. L'avortement se fait le 5 janvier 1860. Depuis, douleur dans le ventre, pour laquelle on lui met jusqu'à 80 sangues à la Charité, où elle était entrée pour accoucher; pas de frisson, pas de nausées ni de hoquet, mais le ventre était très-sensible. La malade ne sait pas si on s'aperçut à la Charité de sa tumeur du ventre. Dévoiement opiniâtre, de seize jours de durée; amaigrissement assez rapide; depuis quelques jours, vomissements.

Elle entre à la Maison municipale de santé le 29 janvier, c'est-à-dire vingt-quatre jours après l'avortement. Elle est pâle, anémiée; souffle dans les artères; elle a perdu l'appétit; rien au sommet des poumons, pas de fièvre; tumeur abdominale siégeant dans la fosse iliaque droite, dépassant un peu la ligne blanche, et remontant à trois travers de doigt au-dessus d'une ligne qui passerait horizontalement par l'ombilic; elle est unie, arrondie et rénitente, et paraît bien nettement séparée; pression peu douloureuse; pas d'envie fréquente d'uriner ni d'aller à la selle; pas de sensation de déplacement; le toucher vaginal ne fait rien sentir, ce qui éloigne l'idée d'un phlegmon du ligament large; il n'est pas du tout douloureux; le col est souple, et le corps de la matrice ne paraît pas engorgé; on diagnostique un kyste de l'ovaire.

Le 30. Elle a encore vomi cette nuit; la diarrhée persiste. — Riz, bismuth; lavement laudanisé.

Le 31. A encore vomi de la bile; deux selles en diarrhée; douleur au mollet droit.

2 février. Vomissements bilieux, petit frisson. La malade nous dit qu'elle n'en avait pas encore eu ni chez elle ni à la Charité. 104 pulsations; le mollet droit est un peu tendu, mais il n'y a pas de tuméfaction; quatre selles diarrhéiques verdâtres. (On supprime le sous-nitrate de bismuth, que l'on remplace par 6 gr. de diascordium.) En présence de ces frissons, de ces vomissements et de cette diarrhée continuels, on pense qu'il se forme du pus dans le kyste, et le len-

demain on doit s'en assurer d'une manière positive par le trois-quarts explorateur.

Le 3. Ponction exploratrice avec le trois-quarts explorateur dans le flanc droit, à égale distance des côtes et de l'os iliaque; issue de quelques gouttes d'un liquide visqueux jaunâtre, comme celui d'un kyste qui a suppuré. On retire doucement la canule, sans attendre que le kyste ait épuisé sa rétractilité; presque immédiatement après, douleur assez vive dans le ventre; la malade indique bien que le siége en est profond. L'externe, qui, après la ponction, devait appliquer le caustique de Vienne, hésite devant cette douleur. Elle m'effraye moi-même; mais, réfléchissant que si c'est un commencement de péritonite, le caustique agira comme dérivatif, je fais appliquer le cautère. On le met à quelques millimètres de l'endroit où a été faite la ponction; on lui donne l'étendue d'une pièce de 2 francs. La journée se passe bien; la douleur, qui nous avait donné des craintes, a disparu vers midi. A la visite du soir, j'enlève le centre de l'eschare, qui a environ 2 ou 3 millimètres d'épaisseur, et j'applique une nouvelle couche de pâte caustique, que je laisse dix minutes à un quart d'heure, comme le matin. La douleur du mollet droit n'a pas eu de suite.

Le 4. 96 pulsations, pas de frisson ni de hoquet; a vomi cette nuit; pas de tension du ventre ni de douleur, la peau est entièrement détruite.

Le matin, troisième application de caustique; la malade vomit encore dans la journée.

Le soir, quatrième application; l'eschare du matin s'enlève seule. Elle est liquide; c'est plutôt un savon qu'une véritable eschare, car en ce moment on est en plein dans le tissu graisseux. — Diascordium, 6 grammes; julep calmant; seltz; glace.

Le 5, encore des vomissements, mais rien d'inquiétant dans le ventre (cinquième et sixième applications de caustique); la graisse se liquéfie facilement.

Le 6. A vomi toute la nuit des matières bilieuses. Un peu de hoquet, pas de diarrhée; ventre non tendu, souple; sensibilité à la pression au niveau de la ponction. (Deux nouvelles applications.) On tombe sur un plan un peu fibreux, que l'on déchire, et au-dessous duquel se trouve encore de la graisse; 120 pulsations.

Le 7. A encore vomi; un peu de fièvre hier, dans le milieu de la journée. Ce matin, 116 pulsations. On enlève l'eschare; on aperçoit les fibres charnues, on peut les écarter avec un stylet, et on fait glisser sur elles tous les téguments (graisse et peau). (Deux nouvelles applications avec le caustique Filhos.) Encore un peu de fièvre vers le soir; cercle inflammatoire éliminateur.

Le 8. Pulsations, 100; n'a pas vomi. (Deux nouvelles applications; elles sont beaucoup plus douloureuses depuis qu'on est sur les muscles.) Tant que l'on a agi sur la graisse, la cautérisation ne se sentait pas ou se sentait à peine.

Le 9. Pulsations, 120; pas de vomissements; a souffert cette nuit jusqu'à deux heures, au niveau du caustique; le cercle inflammatoire se prononce davantage autour de l'eschare, qui est même un peu détachée. Le trou pratiqué progressivement au milieu des eschares a la forme d'un entonnoir, il a près de 5 centimètres de profondeur; l'extrémité est très-petite, et le doigt est trop gros pour aller jusqu'au fond. On applique encore le caustique Filhos (treizième application); mais, à ce moment, le kyste s'ouvre, et un liquide jaunâtre, filant, comme onctueux, s'échappe; on en recueille un crachoir plein. Au milieu de ce liquide, se voient de temps en temps des grumeaux blanchâtres. Le crachoir renfermait un peu d'eau, ce qui a séparé complétement la graisse du pus: aussi, au bout d'un quart d'heure, en regardant celui-ci, je trouve une croûte jaune, assez consistante, et surnageant au-dessus d'un liquide renfermant des débris comme fibrineux. Sont-ce des hydatides? C'est une question qu'on ne peut juger. Une autre partie du pus, recueillie dans un vase qui ne renfermait rien, n'a pas produit le même effet. Odeur un peu âcre. Je fais sortir le plus possible de liquide, qui est parfois comme glaireux, sans appuyer beaucoup sur le kyste; charpie par-dessus, avec un bandage de corps modérément serré. Vers une heure, je défais ce bandage; il s'écoule encore environ 150 grammes de liquide. Mon stylet ne pénètre dans le kyste que de 3 à 4 centimètres; je ne peux lui imprimer des mouvements de circumduction, et je n'ai pas la sensation d'une cavité. L'orifice est très-petit, je ne puis y introduire le bout de la seringue, et je me contente de lancer de l'eau dans l'infundibulum; il ne me paraît pas qu'il en entre dans le kyste.

Le 10. Plus de vomissements; trois petites selles diarrhéiques; légère douleur aux environs de l'ouverture abdominale. La tumeur est limitée en haut par une ligne horizontale passant par l'ombilic, qu'elle dépassait de trois travers de doigt avant; à gauche, elle s'arrête à la ligne blanche, qu'elle dépassait également. 108 pulsations; a bien dormi. On introduit une sonde de femme; il s'écoule encore un liquide visqueux, grisâtre et grumeleux, assez odorant. On lave le kyste avec plusieurs injections d'eau tiède, puis on fait deux injections successives de la solution iodée de Guibourt, avec deux tiers d'eau; pas de douleurs pendant ces dernières injections. On laisse la sonde à demeure; bandage de corps; lavement simple. Le soir, nouveau lavage, et deux nouvelles injections iodées au même titre. Vers dix heures du soir, il s'écoule dans le lit de la malade au moins 200 grammes de liquide purulent grisâtre.

Le 11. Cette nuit et ce matin, vomissement de quelques gorgées de liquide verdâtre ; pas de fièvre, pas de douleur de ventre. (Lavage du kyste à l'eau ; on enlève la sonde d'argent, et on la remplace par une sonde en gomme élastique, que l'on ne laisse plus à demeure. Deux injections successives, iodées au même titre qu'hier.) Le soir, nouveau lavage ; deux nouvelles injections iodées, avec moitié d'eau seulement. A la seconde, la malade éprouve une légère douleur au-dessus de l'aine droite. La malade a dormi presque toute la journée. Pas de selles ; lavement simple ce soir. On enlève la sonde.

Le 12. Difficultés pour entrer la sonde ; on ne pénètre qu'après plusieurs tentatives. Pas d'injection iodée.

Le 13. 92 pulsations ; vomissements verdâtres ce matin ; trois selles diarrhéiques ; le kyste a beaucoup coulé cette nuit. On introduit bien la sonde ; injection iodée.

Le 14. L'eschare de la peau tombe. Beaucoup d'écoulement cette nuit. Quelques bulles d'air sortent en introduisant la sonde ; légers vomissements verdâtres cette nuit ; les coliques n'existent que quand la malade va à la selle ; trois selles diarrhéiques ; tousse depuis quelques jours. Il entre à peu près la même quantité de liquide dans le kyste ; quelques gouttes de pus épais sortent après le lavage à l'eau (injection iodée avec moitié d'eau). On ôte la sonde. — Une côtelette à sucer ; matin et soir, lavement amidonné et 8 gouttes de laudanum.

Le 15. A vomi une fois cette nuit ; trois selles diarrhéiques, pas de hoquet ; tousse beaucoup, 100 pulsations. A souffert dans la tumeur après l'injection iodée d'hier : il existe même encore de la douleur. — Simple lavage à l'eau de la poche, dans laquelle on laisse de l'eau pour empêcher l'accès de l'air : diascordium, 2 grammes ; sous-nitrate de bismuth, 9 grammes en trois paquets ; potion de Rivière ; eau de Seltz.

Le 16. Quatre ou cinq selles liquides avec coliques ; pas de douleur dans la tumeur. Le sous-nitrate de bismuth a été vomi avec des matières vertes ; langue blanche, 96 pulsations ; moins d'écoulement par la fistule. On n'a pas fait d'injection d'eau hier soir. La tumeur a diminué d'un travers de doigt vers la ligne médiane. On ne peut introduire la sonde dans l'orifice fistuleux ; lavage extérieur. Quand la malade tousse, on voit l'orifice extérieur se déprimer, ce qui indique l'existence d'adhérences solides. — Lavement avec laudanum, 12 gouttes ; on supprime le sous-nitrate de bismuth.

Le 17. A vomi un peu en toussant. On ausculte : rien aux sommets ; n'a jamais craché de sang ; 100 pulsations ; six selles diarrhéiques.

Le 18. Cinq ou six selles en dévoiement ; n'a pas dormi ; nausées toute la nuit ; a vomi encore ce matin ; moins de fièvre, 88 pulsations ; écoulement abondant par la plaie. — Trois quarts de lavement amidonné, et 2 grammes de diascordium dans les lavements ; bain.

Le 19. A encore vomi ; cinq ou six selles liquides, moins de douleur en allant à la selle ; 96 pulsations. On ne peut introduire la sonde ; il sort de l'air du kyste par la pression.

Le 21. Quatre selles un peu moins liquides ; a encore vomi, mais moins souvent; écoulement abondant. — Bandage de corps compressif; lavement avec laudanum et diascordium; bordeaux, 250 grammes.

Le 22. Coliques toute la nuit; trois selles liquides; a vomi un peu plus qu'hier; la compression a été douloureuse; pus plus odorant; 76 pulsations. — On barbouille de laudanum la partie du ventre correspondant à la tumeur.

Le 23. A encore vomi ; deux selles diarrhéiques; toujours un peu de coliques ; 100 pulsations. — Même traitement.

Le 24. Pas de vomissements, moins de diarrhée; 88 pulsations ; moins d'écoulement, l'orifice se rétrécit.

Le 25. Nouveau vomissement; deux selles liquides, coliques moins fréquentes; l'écoulement est assez abondant, mais n'augmente pas d'odeur. — Un seul lavement avec laudanum et diascordium.

Le 26. Nausées toute la nuit; a vomi cette nuit et ce matin; quatre selles diarrhéiques ; écoulement très-abondant; teinte plus verte du pus, qui a souillé toute la chemise. En se couchant sur le côté gauche, tiraillement et coliques causés par les adhérences; pas de frisson ; pression douloureuse. — Deux quarts de lavement avec laudanum et diascordium; pommade opiacée belladonée avec coton. On reprend la glace interrompue depuis quelques jours.

Le 28. A beaucoup vomi ; pas de diarrhée, moins de coliques, pas de frissons, 96 pulsations ; transpiration abondante; forcée de changer de chemise, qui est abondamment tachée par le pus ; pression moins douloureuse qu'hier. — Vésicatoire en croissant, autour de l'orifice.

1er mars. Hier 29, la malade n'avait pas eu de vomissement ni de diarrhée; toute la nuit, coliques, insomnie; léger vomissement, deux selles en diarrhée; 96 pulsations. — Deux lavements avec laudanum et diascordium.

Le 2. A vomi encore; pas de diarrhée ; démangeaison de la peau, due probablement au diascordium ; tousse un peu; rien aux sommets; bronchite des grosses bronches. — Un quart de lavement avec diascordium, 2 gr.; julep avec 10 grammes d'eau de laurier-cerise.

Le 3. A vomi ce matin, et toussé toute la nuit. — 15 grammes de laurier-cerise; vésicatoire à la partie supérieure du sternum; lavement *ut supra.*

Le 6. A vomi encore ; plus de diarrhée; moins de toux. 76 pulsations.

Le 7. A vomi encore; s'est levée hier; pas de diarrhée; coliques dans le voisinage de la tumeur; 92 pulsations ; l'écoulement continue.

Le 9. Plus de diarrhée ni de vomissement; c'est la première fois qu'elle ne vomit pas du tout.

Le 11. Ne vomit pas et n'a pas de diarrhée depuis trois jours. Hier soir, vers sept heures, douleur vive dans le ventre, que la malade compare à des tiraillements, et qui la fait se rouler dans son lit; selles normales.

Le 12, un peu de vomissement glaireux; pas de diarrhée.

Le 14, a vomi quelques gorgées.

Le 15. Pas de vomissements ni de diarrhée. On introduit une petite sonde, la grosse ne pouvant entrer. — Injection iodée avec moitié eau.

Le 16. Douleur assez vive après l'injection d'hier; l'écoulement est presque liquide pendant la journée, ce qui a lieu ordinairement tout de suite après chaque injection; ce matin, il est revenu épais, et la malade a vomi.

Le 17. A vomi tout son dîner; ces vomissements sont probablement dus à une indigestion; car il est impossible de surveiller l'alimentation de la malade, qui mange en cachette soit du beurre, du lard, des crevettes, de la salade, etc. Légère selle en diarrhée; souffre davantage du ventre; écoulement plus abondant; odeur plus forte du pus depuis l'injection.

Le 18. Coliques en allant à la selle; cela est probablement dû, indépendamment d'un peu d'entérite, aux tiraillements des adhérences par les efforts de défécation (injection iodée avec moitié eau); odeur alliacée du pus.

Le 21. Injection iodée pure (solution de Guibourt; c'est toujours elle que l'on a employée). Peu de douleur; l'écoulement, liquide après l'injection, s'épaissit un peu dans le courant de la journée.

Le 23, injection iodée pure.

Le 24. Toujours un peu de douleur; a vomi ce matin des matières vertes, pas de diarrhée. (Injection iodée.) Depuis hier on n'introduit pas la sonde jusqu'au fond du kyste, seulement le liquide de l'injection paraît y pénétrer. Il y a probablement une valvule par suite du glissement des plans musculaires et du kyste; l'iode ne se mélange que peu au pus; il n'y a guère que les dernières gouttes qui sortent véritablement teintées; on dirait que l'iode, plus lourd, tombe au fond en chassant le pus par déplacement.

Le 26. Hier, injection iodée pure; aujourd'hui, coliques, quelques selles en diarrhée; un vomissement verdâtre. — Lavement avec 10 gouttes de laudanum.

Le 28. Hier et aujourd'hui, injection iodée pure; léger vomissement verdâtre; deux selles en diarrhée.

Le 30. Douleur du ventre plus vive. — Lavement avec eau de son et amidon, très-épais, à la place du diascordium, qui semble ôter l'appétit.

Le 3. A vomi hier et ce matin; toujours diarrhée. La sonde entre jusqu'au fond du kyste. — Injection avec iodure de potassium, suivant la méthode du Dr Bienfait, 8 grammes pour 250 grammes d'eau ; sous-nitrate de bismuth et lavement de ratanhia contre la diarrhée.

Le 4. Cinq selles liquides dans la journée d'hier. La sonde n'entre pas complétement. (Nouvelle injection d'iodure de potassium.) Vomissement le soir ; ne peut garder les lavements de ratanhia.

Le 9. Toujours diarrhée ; pas de différence pour la douleur et pour l'écoulement. (Injection de teinture d'iode pure.) Hier on avait injecté de l'iodure de potassium.

Le 12, douleur vive toute la nuit ; a vomi.

Le 14, on laisse la sonde à demeure, pour tâcher d'agrandir l'orifice.

Le 16. Elle ne peut supporter la sonde et l'enlève ; a vomi — Injection d'eau pure.

Le 18. Lavage à l'eau hier soir ; toujours un peu de diarrhée ; douleur au-dessus de l'orifice de la fistule ; un peu de tension en ce point. — Vésicatoire à ce niveau.

Le 19. La douleur a monté au-dessus du vésicatoire ; douleur vive vers le bord inférieur du foie ; a eu un peu de frisson ce matin et du hoquet. — Emplâtre de jusquiame sur le point douloureux.

Le 20. Dans la journée d'hier, une heure de frisson, suivi de chaleur avec hoquet ; vomissement ; quatre ou cinq selles diarrhéiques. Ce matin, se sent un peu mieux ; elle a encore 112 pulsations. — Lavage à l'eau.

Le 21. Encore cinq selles en diarrhée ; 90 pulsations. On introduit une sonde plus grosse et on laisse couler le pus, sans faire d'injection.

Le 24. Hier, vomissement ; pas de diarrhée ni de vomissement aujourd'hui ; presque plus de douleur. On ne peut introduire la sonde complétement ; on fait cependant une injection iodée.

Le 26. Pas de vomissement ni de diarrhée ; le teint est meilleur. On introduit avec beaucoup de difficulté la sonde ; injection iodée pure.

Le 27. Un quart d'heure après l'injection d'hier, douleur dans le kyste durant jusqu'à midi ; l'écoulement devient plus liquide comme après chaque injection ; pas d'odeur comme d'habitude ; pas de diarrhée ni de vomissement. — Injection d'eau ; sirop de quinquina au vin.

Le 28. Pas de vomissement ni de diarrhée ; s'est levée hier ; état général meilleur ; moins de pus ; moins d'odeur ; injection d'eau. On laisse un peu la sonde.

Le 30. Hier et aujourd'hui, on ne peut introduire la sonde ; plus de douleur au-dessus de la fistule.

1er mai. A vomi un peu ; levée hier trois heures en deux fois. La douleur épigastrique tend à remonter; on entre dans le foyer, mais moins profondément que les autres fois. (Injection avec iode, coupée de moitié eau.) Souffre dans la journée; vomissement.

Le 3. Restée levée une heure et demie; agitée toute la nuit; n'a pas dormi, a vomi; ventre douloureux au pourtour de l'orifice, qui est induré. La sonde entre facilement, mais moitié moins loin. — Injection d'eau simple; cataplasme; bain.

Le 7. Levée deux heures hier; léger vomissement; coule beaucoup; toujours odeur forte; coliques; plusieurs selles diarrhéiques et coliques pendant la défécation; douleur au pourtour de l'orifice. On ne peut entrer complétement la sonde; injection d'eau; vésicatoire en fer à cheval autour de la fistule.

Le 9. A encore vomi; trois selles moins liquides; écoulement toujours abondant et très-odorant. — Injection d'eau.

Le 12. Est restée hier quatre heures levée, se trouve bien aujourd'hui; plus de douleur dans le ventre, pas de vomissement ni de diarrhée.

Le 14. J'ai pu introduire complétement la sonde hier; diarrhée, vomissement. On reprend le sous-nitrate de bismuth abandonné.

Le 21. A vomi encore hier. Depuis quelque temps, on ne peut plus introduire la sonde. La malade prétend que depuis huit jours, il sort par le fondement et le vagin de l'humeur analogue à celle du kyste; celui-ci suppure cependant toujours autant, et le toucher vaginal ne fait rien sentir; pas de diarrhée.

Le 22. A souffert dans le ventre; pas de diarrhée; il ne sort rien par l'anus ni par le vagin. La malade paraît avoir eu une illusion, ses flueurs blanches étant très-abondantes.

Le 24. Quelques glaires dans les garde-robes, que la malade prend pour du pus. (Injection iodée.) Elle se lève dans la journée.

Le 29. Depuis l'injection du 24, on n'a pu entrer dans le kyste, malgré les tentatives. Depuis quatre jours, vomissements. La malade, malgré nos conseils, mange toutes les choses qu'on lui défend. Aujourd'hui la sonde entre; injection avec la solution de Guibourt, pure; pas de dévoiement.

2 juin. A vomi; pas de diarrhée; écoulement abondant. On introduit la sonde (lavage à l'eau); écoulement jaunâtre par le vagin, mais ce ne sont que des flueurs blanches, car, en injectant de l'eau dans le kyste, il ne sort rien par le vagin.

Le 4. Depuis deux jours, douleur dans le ventre; la tumeur est aujourd'hui grosse comme une petite orange; écoulement toujours abondant; pas de vomissement. Elle ne peut se coucher autrement que sur le dos, sans avoir immédiatement des coliques, probablement à cause des adhérences. Elle souffre aussi quand elle fléchit les cuisses sur le bassin, et ne peut garder cette position, contrairement à ce qu'on devrait attendre; elle introduit elle-même la sonde et on fait une injection iodée; bain de son; on continue la glace.

Le 8. A vomi. — Vésicatoire autour de la tumeur.

Le 9. Le vésicatoire l'a soulagée; peu de vomissements.

Le 11. Elle part pour l'hôpital Lariboisière; l'état général est assez satisfaisant. Depuis déjà longtemps, la malade se levait presque tous les jours plusieurs heures; mais la marche est très-difficile, elle ne fait que quelques pas dans sa chambre, et encore elle en éprouve beaucoup de fatigue, et ses coliques reparaissent. L'écoulement est toujours assez abondant; la tumeur a toujours le volume d'une petite orange et n'a pas diminué depuis plus d'un mois. Elle est séparée par trois travers de doigt de l'ombilic, qui est au-dessus, et s'arrête à la ligne blanche; elle est dure, non dépressible, et paraît avoir des parois très-épaisses. Elle reste environ un mois à l'hôpital; on ne fait aucune injection, on laisse le liquide couler librement par la fistule. Son état général s'améliore, elle quitte Lariboisière assez bien portante et va passer quelque temps à la campagne. A son retour, elle jouit d'une santé parfaite; sa fraîcheur et son embonpoint sont revenus, mais sa fistule n'est pas encore fermée et laisse toujours passer une quantité de pus assez notable. Du reste, elle peut se livrer à ses occupations, et le kyste est considérablement diminué de volume.

Des adhérences des tumeurs abdominales.

Existe-t-il des moyens certains d'apprécier si les tumeurs abdominales ont contracté des adhérences avec les parois du ventre? On conçoit tout de suite l'importance d'une pareille question, puisque, si on peut y répondre par l'affirmative, il n'y aura aucun danger à employer, pour élucider le diagnostic, un procédé usuel il est vrai, mais non pas toujours inoffensif, comme nous le montre le fait observé par M. Moissenet : je veux parler de l'exploration par le trois-quarts capillaire. Mais, avant de rechercher s'il y a véritablement des signes capables de lever complétement les doutes à cet égard, il me paraît utile d'examiner les conditions favorables ou défavorables à l'établissement des adhérences en général, adhérences si salutaires dans certaines circonstances, et de toute façon bien désirables pour le cas particulier qui nous occupe.

Parmi les conditions défavorables, la petitesse de la tumeur est la plus évidente. Son peu de volume, en effet, ne lui permettant pas de soulever les parois abdominales ou au moins de s'appliquer bien exactement contre elles, il en résulte que des anses intestinales peuvent à chaque instant les repousser, et venir s'interposer entre elle et les parois du ventre. Un autre caractère de la tumeur, qui est pour ainsi dire une conséquence de la petitesse, nuit aussi singulièrement, c'est sa mobilité; celle-ci se rencontre fréquemment dans les tumeurs peu volumineuses des ligaments larges, qui suivent facilement les mouvements du corps, et dans les noyaux cancéreux du pylore, que l'on sent rouler sous les doigts, et en général dans toutes les lésions qui ont les intestins pour point de départ.

Il est bien entendu que je suppose que ces tumeurs petites ou mobiles ne sont pas le siége d'un travail inflammatoire, auquel cas les conditions sont complétement changées; je suppose aussi qu'une inflammation circonvoisine n'est pas venue les gagner.

Au point de vue de la difficulté avec laquelle les adhérences peuvent se produire, la nature de la tumeur a également sa part d'influence; les kystes, les corps fibreux, en effet s'unissent moins facilement avec les parties avec lesquelles ils sont en contact que les cancers, dont le surcroît de vitalité, la richesse vasculaire, sont très-favorables à l'inflammation adhésive. C'est sans doute pour la même raison que les poches hydatiques ou simplement kystiques, fortement distendues et très-minces, et par conséquent ne renfermant pas dans leurs parois de parenchyme de l'organe dans lequel elles se sont développées, ces poches, en un mot, toutes fibreuses et partant peu vivantes, sont moins aptes à contracter des adhérences que celles qui sont encore recouvertes d'une couche de parenchyme.

La présence d'un épanchement dans le péritoine nuit beaucoup à la formation de ces liens phlegmasiques; car, même dans les tumeurs d'un volume déjà considérable, le liquide peut encore s'interposer entre elles et les parois abdominales. Je crois même que dans ces conditions-là il y a impossibilité à provoquer des adhérences artificielles par le procédé de Récamier ; c'est au moins bien certainement ce qui eut lieu dans l'observation 5. L'autopsie, si l'on se le rappelle, nous montra des fausses membranes autour de l'orifice interne de la fistule et quelques-unes disséminées irrégulièrement sur le foie, mais sans qu'il y eût union entre les deux ; on avait cependant pris toutes les précautions désirables : la cautérisation avait été faite jusqu'à la complète destruction des parois abdominales, et avec beaucoup de lenteur à mesure qu'on se rapprochait du péritoine, pour laisser agir sûrement l'inflammation adhésive. Malgré tout cela, la cavité péritonéale fut ouverte, et il n'y a pas de doute que l'ascite, qui dépassait les limites de l'application du caustique, comme l'a montré la ponction capillaire, n'en ait été la cause. Il faut donc, comme je l'ai déjà dit, quand on songe à traiter une tumeur abdominale par le procédé de Récamier, s'assurer avec la plus scrupuleuse attention s'il existe en même temps une ascite, si surtout le liquide remonte jusqu'au point où vous avez l'intention d'appliquer le caustique. Dans ces cas-là, souvent on perçoit d'une façon très-nette au toucher la fluctuation de l'eau épanchée, à la distance d'un travers de doigt ou plus, entre la tumeur et le péritoine. Cette sensation peut, il est vrai, faire défaut quand la lame du liquide est très-mince ; il ne faut cependant pas négliger ce signe, et il est nécessaire de pratiquer surtout la percussion avec le plus grand soin. Dans l'observation dont je parlais tout à l'heure, les adhérences, en supposant même qu'elles aient pu s'établir un instant, ont dû nécessairement être tiraillées, puis complétement décollées, puisque l'ascite, augmentant tous les jours, agissait sur elles avec plus de force, et, comme elles étaient récentes, elles ont cédé sans résistance.

Les conditions favorables à la formation des adhérences sont précisément, on le prévoit, opposées à celles que je viens d'énoncer. Les tumeurs très-volumineuses seront certainement les plus aptes à contracter des liens intimes, parce qu'elles sont en contact avec les parois abdominales dans une plus grande étendue, parce que leur grosseur rend leur mobilité moins facile, et que celle-ci fût-elle encore notable, elle ne l'est jamais assez pour permettre à des organes étrangers de venir se placer au devant d'elles. Leur mobilité se résume en quelques glissements, sans que les deux feuillets péritonéaux pariétal et viscéral cessent de se toucher. Dans les tumeurs d'un petit volume au contraire, le contact fait entièrement défaut dans certains cas. A l'inverse donc de ce qui se passe pour l'ascite, plus le liquide d'un kyste augmentera, plus on aura de chances favorables, puisque en distendant la poche, il l'appliquera d'autant mieux contre la paroi de l'abdomen. Une conséquence qu'il ne faut pas oublier, et qui résulte du contact incessant des séreuses dans les grosses tumeurs, contact qui n'exclue pas, comme je l'ai dit, des frottements répétés, c'est la formation d'adhérences spontanées, dues sans doute à une irritation latente provoquée par ce glissement continu, mais en tout cas en dehors d'une inflammation franche. Si une cause aussi légère suffit quelquefois, on sera presque en droit d'affirmer l'existence d'adhérences, quand une inflammation véritable se sera manifestée; c'est par cette raison que les tumeurs formées par des abcès sont presque sûrement unies aux parties voisines. Un kyste, fût-il très-volumineux, pourrait très-bien rester tout à fait indépendant, si aucun élément phlegmasique ne s'y mêlait.

A propos de cette inflammation, je ferai une remarque : Je disais plus haut que la minceur des parois dans un kyste était défavorable à la formation des adhérences, à cause de leur peu de vitalité ; cela est vrai quand l'irritation phlegmasique vient du dehors, c'est-à-dire quand elle est provoquée par une application caustique. Mais si l'inflammation part de l'intérieur du kyste, le peu d'épaisseur de ses parois sera la meilleure condition pour la laisser passer et se propager aux organes voisins, et par suite à la séreuse pariétale. Il découle naturellement de là que si on a quelque raison de croire qu'un kyste ou un abcès a des parois minces, ce sera une contre-indication aux injections trop irritantes avant le retrait de la poche, car leur action se ferait sentir au delà des limites du kyste ou de l'abcès, et l'inflammation gagnant les organes voisins, les fixerait à ceux-ci et nuirait par conséquent beaucoup à l'affaissement du foyer que l'on veut combler. C'est en partant de ces principes que l'on peut espérer que des adhérences fixent la vésicule biliaire aux intestins et même à la paroi abdominale, quand, après plusieurs attaques de coliques hépatiques, il s'est manifesté de l'inflammation, de la péritonite, ce qui est facile à reconnaître, et surtout quand la tumeur se dessine à travers la peau ou au moins quand on peut la sentir avec la main. Les adhérences de la vésicule étaient bien sensibles chez notre jeune malade, qui, convalescente d'une violente attaque de colique hépatique compliquée d'inflammation, succomba à un érysipèle intercurrent consécutif à une piqûre de sangsues, que l'état inflammatoire avait exigé qu'on mît. J.-L. Petit cite deux cas semblables : « Ils prouvent, dit-il, que dans les coliques hépatiques accompagnées d'inflammation, les parties affectées doivent contracter des adhérences, et que sans craindre l'épanchement, on peut ouvrir, si la nécessité le requiert. »

Maintenant que nous connaissons les circonstances dans lesquelles les adhérences ont le plus de chance de se produire, voyons s'il n'y a pas des signes propres à déterminer leur existence, examinons-en la valeur, et notons les cas particuliers où ils trouvent leur application.

Quelle que soit la tumeur, quels que soient sa nature, son volume, si un travail phlegmasique s'est développé dans son voisinage, ou si la tumeur elle-même en a été le point de départ, on doit être presque certain que des adhérences se sont établies. J'ai déjà insisté sur ce point précédemment, mais je devais le rappeler ici, puisqu'il nous sert de diagnostic, les symptômes de l'inflammation étant faciles à saisir ; de plus, on aura de grandes raisons de croire que la tumeur a été fixée à la face postérieure des parois abdominales, si elle était habituellement sous-cutanée et si ses rapports intimes n'ont pas changé pendant la période inflammatoire qui a déterminé l'épanchement plastique. Il en sera de même si l'inflammation a été traumatique, on pourra espérer que le point contus de la paroi abdominale s'est uni à la tumeur.

Mais on voit facilement que ces signes, bien qu'ils réunissent beaucoup de probabilités, n'ont pas une certitude absolue. En existe-t-il d'autres moins équivoques?

Si l'inflammation de la tumeur s'est propagée à la peau d'une façon très-notable, c'est-à-dire si celle-ci est rouge, tendue, amincie, bombée, et si on sent à ce niveau une fluctuation qui n'existait pas avant, il n'y a plus de doutes. Ces conditions-là se rencontrent surtout dans les abcès ou dans les cancers arrivés à un degré assez avancé pour ulcérer les téguments; quelquefois la peau n'a pas changé de couleur, mais elle est le siége d'un œdème circonscrit au point malade, et qui a autant de valeur que si elle avait une teinte érysipélateuse.

La formation des adhérences n'a pas nécessairement besoin de tant d'acuité dans les symptômes inflammatoires; en l'absence de signes objectifs fournis par l'état des téguments, on en trouve parfois un autre qui est aussi certain, car l'autopsie l'a vérifié dans plus d'une occasion : c'est un frottement péritonéal, une légère crépitation facilement appréciable à la main qui palpe. Bright a reconnu ainsi plusieurs fois des adhérences, et la nécropsie a contrôlé la justesse de son diagnostic (1). J'ai pu moi-même m'assurer, par l'examen cadavérique, de l'exactitude d'un diagnostic semblable : le frottement péritonéal avait été perçu quatre à cinq jours au plus après le début des accidents inflammatoires; je pense qu'il doit en être toujours ainsi, les adhérences anciennes devenant filameuteuses ou trop solides pour produire le phénomène. On pourra peut-être objecter que ce signe tiré du frottement péritonéal n'indique pas sûrement l'existence de liens phlegmasiques, et qu'il traduit sans doute

(1) *Archives générales de médecine*, 1838, t. III, série 3, p. 318.

seulement la rudesse des deux feuillets de la séreuse. Cette objection est détruite en partie par les résultats trouvés après la mort, et en supposant que quelquefois la crépitation n'est que l'indice que la séreuse est dépolie, elle ne perd pas complétement sa valeur, puisqu'elle suppose au moins un commencement de travail inflammatoire que la moindre irritation, celle causée par exemple par la ponction avec le trois-quarts explorateur, rendra promptement adhésif.

J'attache beaucoup moins d'importance au caractère suivant, préconisé par plusieurs médecins, et qui consiste à faire glisser avec la main les parois abdominales sur la tumeur ; si on sent que ce glissement éprouve de la difficulté à se produire, on en conclut que la tumeur est fixée aux parois. Ce signe est souvent bien trompeur ; en effet, les mouvements imprimés par la main aux parois abdominales ne se communiquent le plus souvent qu'aux téguments, peau et tissu cellulaire, qui suivent l'impulsion transmise grâce à la laxité du fascia sous-cutané ; les muscles et les aponévroses, qui forment la vraie charpente de l'abdomen, restent fixes, surtout si le ventre est ferme et légèrement tendu. Ce facile déplacement des téguments ne prouve donc pas que les adhérences manquent, puisque la seule partie des parois abdominales en rapport avec la tumeur n'a pas changé de position. La main, qui n'a guère de moyen d'apprécier l'épaisseur des parois ventrales, est, dans ces circonstances, le jouet d'une illusion. Ce signe sera encore plus difficile à saisir, si, indépendamment de la fermeté de l'abdomen, la tumeur est très-volumineuse. Je n'en conçois l'utilité que dans les cas où la tumeur ne serait pas considérable, peu mobile, et où les parois abdominales seraient assez flasques pour se laisser déplacer dans leur totalité.

Ce glissement que nous cherchons à produire avec la main, et auquel nous ne sommes pas sûrs d'arriver, s'effectue bien réellement et spontanément pour les tumeurs siégeant à la base du thorax ; à chaque inspiration, en effet, le diaphragme repoussant en bas les organes et par conséquent les tumeurs situées dans les hypochondres ou à l'épigastre, ces organes ou ces tumeurs glissent forcément contre la face postérieure des parois abdominales antérieures. Un mouvement inverse a lieu lors de l'expiration. Ces mouvements d'abaissement et d'ascension, que l'on peut exagérer en faisant faire de larges inspirations aux malades, et qui dans la région hépatique sont si faciles à constater par la percussion, sont très-évidents ici. Eh bien, supposons une tumeur de cette région adhérente à la partie correspondante de l'abdomen : les mouvements de va-et-vient auxquels elle sera soumise dénoteront-ils cette adhérence? Pas toujours d'une manière bien claire et par des raisons semblables à celles que j'ai déjà exposées plus haut; la façon lâche dont sont unis les téguments et les muscles abdominaux en donnent l'explication. La tumeur peut bien, en s'abaissant, imprimer à la charpente musculaire une dépression au niveau de son adhérence, mais les muscles, avons-nous dit, étant presque indépendants des téguments, cette dépression, la plupart du temps, ne se traduira pas sur ceux-ci et par conséquent passera inaperçue faute de signe appréciable à la vue; elle pourra même échapper à la palpation. Il n'y a véritablement que deux cas où elle soit très-visible : c'est quand la peau est enflammée ou quand une fistule est établie, circonstances qui rendent le froncement de la partie adhérente très-notable, car les muscles et les téguments ne forment plus là qu'une seule couche. Malheureusement alors le diagnostic n'a plus besoin d'être établi, les liens phlegmasiques étant évidents.

Les tumeurs du bas-ventre ne sont plus sous l'influence immédiate des oscillations du diaphragme, et par conséquent on ne peut songer à utiliser celles-ci comme dans la région épigastrique et les hypochondres. On a cherché à y suppléer en faisant coucher le malade alternativement sur le côté droit ou sur le côté gauche, de manière à provoquer des glissements dans les cas où la tumeur n'est pas immobile. Mais la même objection de tout à l'heure se reproduit ici, et, à part les deux exceptions que j'ai signalées, il ne faut pas en général non plus compter sur la dépression cutanée causée par le tiraillement des adhérences, à moins que le ventre ne soit très-flasque et que la tumeur ne subisse un déplacement considérable.

On sera plus sûr en recourant à d'autres renseignements. Si ordinairement la tumeur était mobile, si elle se déplaçait facilement: si par exemple, siégeant à droite, elle passait à gauche, en faisant coucher le malade de ce côté, et si depuis quelque temps, bien qu'elle n'ait pas augmenté de volume d'une manière manifeste, les mêmes mouvements ne se produisent plus, c'est-à-dire si, le malade se penchant du côté où la tumeur avait l'habitude de se porter sans obstacle, ce déplacement n'a plus lieu, même en l'aidant de la pression des mains, si en outre on observe un peu de douleur dans sa région, il y a lieu de croire que des adhérences se sont développées. Reste à déterminer leur siége; c'est toujours le point capital et malheureusement le plus difficile à élucider, car, si l'on peut être à peu près sûr de l'existence d'adhérences, on manque, pour la détermination de leur siége réel, presque totalement de moyens propres à nous éclairer. Il n'y a guère de perceptibles à nos sens que celles de la peau et encore dans les faibles limites que j'ai indiquées; ce sont celles qui intéressent le plus le chirurgien. Les adhérences qui unissent les tumeurs aux organes abdominaux ne peuvent que se soupçonner par les troubles fonctionnels qu'elles occasionnent: ainsi les mauvaises digestions, les vomissements faciles, les douleurs et les tiraillements épigastriques, feront supposer des adhérences au niveau de l'estomac et du duodénum. Des troubles semblables, observés chez une de nos malades affectée de coliques hépatiques compliquées d'inflammation, ne sont pas dus à d'autres causes. Si c'est le gros intestin qui est adhérent et gêné dans ses fonctions, la défécation sera difficile, douloureuse; le malade sera tourmenté par des gaz, aura le ventre fréquemment ballonné; enfin on constatera des alternatives de constipation et de diarrhée. Dans les cas d'adhérences à la vessie, la miction sera douloureuse, comme nous l'avons noté chez la malade atteinte de kyste suppuré de l'ovaire, que nous avons traité par les injections iodées.

Quant à l'étendue des adhérences établies spontanément, elle ne peut être déterminée. Celles provoquées par les applications caustiques, suivant la méthode de Récamier, sont appréciées approximativement ; elles sont nécessairement en rapport avec la largeur de l'eschare. Sur le malade à l'abcès du foie, dont j'ai donné l'observation et l'autopsie (obs. 6), les adhérences s'étendaient à 2 centimètres tout autour de la fistule ; c'est l'étendue signalée dans plusieurs cas analogues, et sur laquelle par conséquent on peut compter.

L'utilité des adhérences est très-grande dans la ponction exploratrice des tumeurs abdominales ; par malheur nous venons de voir que leur existence est sinon impossible, du moins très-difficile à établir, que leur siége l'est encore plus et que les cas où on a quelque chance de poser ce diagnostic sont précisément ceux où la ponction capillaire a le moins d'intérêt. Il ne faut pas pour cela négliger complétement et universellement les signes que j'ai critiqués, car dans certaines circonstances ils peuvent rendre service.

En dehors de l'endroit où l'on enfonce le trois-quarts explorateur, ou bien où l'on veut appliquer les caustiques, les adhérences sont plutôt nuisibles, comme j'ai déjà eu occasion de le dire. M. Moissenet, dans son mémoire, signale un kyste dont les parois, adhérant solidement au diaphragme et aux côtes, étaient maintenues dans un écartement qui devait rendre à tout jamais inutile l'inflammation déterminée par les injections iodées. Ainsi, dit-il, au lieu de provoquer l'adhésion curative, ces injections n'ont fait qu'entretenir, sur une large surface, une inflammation suppurative qui a contribué à la terminaison fatale.

Pareille chose s'est produite chez notre malade de l'observation 6. Ces adhérences nuisent donc à l'affaissement de la tumeur, il faut néanmoins faire une différence, suivant que celle-ci siége dans le foie ou dans l'ovaire, par exemple : dans ce dernier, en effet, la pesanteur viendra au secours de la nature ; le poids des intestins, la pression des bandages plus facilement applicables, le gonflement même de l'estomac par les aliments, seront autant de causes qui agiront sur la tumeur, la comprimeront, et pourront en amener l'aplatissement complet. Joignez à cela les efforts, de quelque nature qu'ils soient, et dont la résultante converge toujours vers le petit bassin. Dans les tumeurs liquides de la région sous-diaphragmatique, au contraire, ces causes, au lieu d'être salutaires, seront nuisibles : le poids du liquide contenu dans le kyste ou l'abcès tendra continuellement à le tirailler par en bas, de même que la masse intestinale qui lui sera adhérente et qui luttera incessamment contre la rétraction de la poche. Cette disposition était très-remarquable chez notre malade à l'abcès du foie : le foyer, pour se combler, aurait été obligé d'attirer avec lui une partie des intestins fixés solidement à leur place.

Ces causes, on le conçoit, n'ont surtout d'action que dans la station verticale ; c'est donc la position horizontale qu'il faudra recommander. Mais, bien que cette attitude soit généralement celle adoptée par les malades pendant le courant de leur traitement, elle n'est pas toujours possible à garder ; j'ai vu des individus atteints de kystes du foie se pencher naturellement en avant. Le malade de M. Moissenet ne pouvait se tenir que plié en deux. Pour les kystes de l'ovaire, je ne sache pas que l'on ait observé pareille chose ; les malades au contraire se penchent plutôt en arrière. A quoi tient donc cette différence dans l'attitude ? Probablement à ceci : Les kystes de l'ovaire se rapprochent, jusqu'à un certain point, d'une tumeur physiologique, la matrice distendue par le produit de la conception ; or, dans la grossesse, la station verticale ou horizontale est généralement facile, le petit bassin et les fosses iliaques supportent tout le poids, et à part un peu d'œdème, la compression n'a pas grand inconvénient, et, en tout cas, n'est pas très-douloureuse ; la station peut donc être indifférente pour les kystes de l'ovaire ; mais en est-il de même pour les tumeurs du foie ? Oui, quand elles ne sont pas trop considérables ; mais, quand elles ont un gros volume et qu'elles siégent surtout en arrière de l'organe hépatique; on comprend que la station verticale soit préférée; le décubitus dorsal, en effet, dans ces conditions, entraînant la compression des piliers du diaphragme, ou même d'une partie plus élevée de ce plan musculaire, apporte des entraves à l'exercice régulier de la respiration, amène des étouffements qui forcent bien vite le malade à se mettre sur son séant, et peut même provoquer ces affreuses douleurs observées dans l'observation 5.

TRAITEMENT.

Je ne veux ici, pas plus que dans les précédents chapitres, traiter complétement tout ce qui concerne la thérapeutique des tumeurs abdominales : j'élimine tout de suite le traitement médical, le seul cependant que l'on doive désirer voir réussir un jour contre les tumeurs cancéreuses, fibreuses, tuberculeuses, car, malgré les quelques faits heureux signalés à la suite d'opérations sanglantes (1), il est peu de praticiens qui y songent aujourd'hui. Je ne parlerai donc que du traitement chirurgical des abcès et des kystes, et encore serai-je très-bref, et ne m'occuperai-je que de la ponction exploratrice et de l'ouverture par les caustiques.

De la ponction capillaire.— La ponction capillaire se pratique souvent dans le but d'éclairer le diagnostic, et il est même des cas où

---

(1) Extirpation pratiquée avec succès d'une tumeur squirrheuse située dans l'abdomen et adhérente à la fosse iliaque, par M. Heulhard d'Arcy, chirurgien de l'hôpital de Clamecy (Nièvre) (*Journal de chirur.* de M. Malgaigne, 1846, p. 348).

Extirpation d'un kyste volumineux de l'ovaire par une petite incision combinée avec la ponction du kyste, par M. Knorre, de Hambourg (*Revue médico-chir.*, 1851, p. 106).

Observation d'une tumeur hydatique énorme dans le ventre; ponction et extraction du kyste hydatique en totalité; guérison par les injections iodées, par M. Bobillier, à Dunkerque (*Revue médico-chirurg.*, 1851, p. 247).

ce moyen est le seul qui puisse lever les doutes ; mais il faut dire qu'il n'est pas absolument inoffensif, témoin le fait signalé par M. Moissenet.

On a bien prétendu qu'il n'y avait jamais eu d'accidents, toutes les fois que l'on avait agi avec prudence, et les deux précautions capitales que l'on recommande sont les suivantes : laisser écouler par la canule tout le liquide que le ressort du kyste ou de l'abcès peut faire sortir, sans exercer de pression ; ensuite avoir soin, quand on retire la canule, de tenir les parois abdominales exactement appliquées contre la tumeur. Mais ces précautions ne me semblent pas mettre à l'abri de tout danger, et elles ne doivent pas toujours être aisées à prendre : en effet, en attendant que la poche ait usé son ressort, on s'expose à être obligé de la vider presque en totalité, ce qui n'est plus alors une simple ponction exploratrice; chez notre malade au cancer du ventre, on eût attendu longtemps pour retirer la canule, si l'on eût voulu se conformer à ce précepte, la contraction de la partie inférieure du ventre faisant remonter le liquide ascitique à mesure qu'il s'écoulait. Il faut aussi tenir compte des mouvements alternatifs d'expansion et de resserrement de l'abdomen, résultant du jeu du diaphragme, et qui pourront exercer sur la tumeur une compression légère, mais assez notable pour entretenir l'écoulement.

La précaution d'appliquer exactement les parois abdominales contre la tumeur n'empêche pas sûrement non plus l'épanchement péritonéal ; d'abord elle sera à peine possible, si pour épuiser l'élasticité de la poche, il a fallu la vider en grande partie ; car dans ce cas, par suite de son retrait, il pourra se faire entre elle et les parois abdominales un espace que viendront remplir les intestins, et si vous cherchez à maintenir en contact les parois du ventre et la tumeur, pour empêcher l'extrémité de la canule de quitter le foyer, vous exercerez inévitablement un effort dont le résultat sera une nouvelle sortie du liquide, qui vous forcera encore à attendre.

Mais, en supposant que les rapports aient pu être conservés, et que vous ayez extrait la canule dans ces conditions, serez-vous encore bien sûr qu'il ne tombera rien dans le péritoine? Évidemment non : la poche, n'étant pas adhérente aux parois abdominales, ne restera pas affrontée avec elle piqûre à piqûre, et en admettant que l'on n'ait plus rien à redouter de l'effet de son élasticité, les mouvements communiqués au ventre par la respiration pourraient bien l'exprimer un peu et amener un léger épanchement dans la cavité péritonéale. Ainsi donc la ponction exploratrice n'est pas exempte de tout danger, même quand on la pratique avec les précautions indiquées. Mais la péritonite n'est pas le seul accident à craindre, et il en est d'autres qui, pour n'être pas rapidement mortels, n'en sont pas moins fâcheux : ainsi j'ai vu, à la Maison municipale de santé, un coup de trois-quarts explorateur enfoncé dans une tumeur amener le développement d'un bourgeon cancéreux presque double de la tumeur elle-même, et cela en très-peu de temps; la peau était intacte avant cette ponction.

Il faut bien savoir aussi que la ponction exploratrice ne tranche pas inévitablement le diagnostic ; nous avons vu que c'était elle, au contraire, qui avait contribué à nous induire en erreur dans l'observation 5. Le liquide qui était sorti par la canule nous avait confirmé dans cette idée, que nous avions affaire à un kyste.

Quoi qu'il en soit, on ne doit pas rejeter complétement ce moyen de contrôle. Si j'ai tant insisté sur ses inconvénients, c'est pour qu'on y songe mieux et pour que l'on mette de son côté, quand on opère, toute chance de succès. Il sera même bon, pour se mettre à l'abri de tout reproche, et pour qu'on ne mette pas sur le compte de votre petite opération, la plupart du temps inoffensive, des complications graves, d'examiner complétement le malade. Je me rappelle toujours avoir entendu dire à M. Robert, pendant que je remplissais les fonctions d'interne dans son service, qu'indécis sur la nature d'une tumeur des bourses, pour laquelle un jeune homme de la ville le consultait, il avait résolu de lever les doutes par une ponction exploratrice. N'ayant pas d'instrument sur lui, il engage le jeune homme à venir le trouver le matin à l'hôpital, le fait coucher sur un lit, et pratique la ponction, et il ne sort qu'un peu de sang. Le malade étant très-craintif et dans un état de surexcitation extrême, M. Robert l'engage à rester un instant sur le lit; mais il n'y avait pas cinq minutes que le chirurgien était parti, qu'on le rappelle en toute hâte: le malade souffrait beaucoup dans le ventre, et il succomba assez rapidement avec les symptômes d'une péritonite suraiguë. On juge de l'étonnement de l'opérateur, qui ne pouvait s'expliquer de pareils accidents; les parents, ne concevant pas une mort aussi prompte, l'accusaient d'avoir tué leur enfant. M. Robert réclame instamment l'autopsie, autant pour se disculper que pour chercher la cause de la péritonite; il trouva un cancer du foie ramolli qui s'était déchiré probablement sous l'influence de l'émotion du malade, qui avait amené sans doute des contractions énergiques des parois du ventre et du diaphragme.

En somme, j'ai voulu dire qu'appliquée au diagnostic des tumeurs du ventre, la ponction capillaire n'était pas aussi inoffensive qu'on pourrait le supposer, et qu'il ne fallait s'en servir qu'avec une grande circonspection; car, s'il est vrai que ses accidents ne sont pas fréquents, il est aussi vrai que quand ils se manifestent, ils sont toujours graves. Pour éviter tout danger, il serait peut-être même bon de laisser le trois-quarts vingt-quatre heures pour provoquer des adhérences. Ce temps est grandement suffisant, comme j'ai pu m'en assurer à l'hôpital du Midi, où, du jour au lendemain, les mouchetures pratiquées dans les orchites compliquées d'épanchement dans la vaginale amenaient des adhérences entre les deux feuillets de la séreuse.

Ouverture par les caustiques. — Comme pour la ponction exploratrice, je me bornerai à quelques réflexions. Malgré les succès obtenus avec la ponction avec un gros trois-quarts, suivant la méthode de M. Bonnet, je pense qu'il est plus prudent d'employer le procédé de Récamier. C'est donc celui-là que l'on doit conseiller, selon moi, dans les kystes ou les abcès abdominaux, et le seul dont il sera question ici.

Les premières applications de caustique, on le sait, peuvent être faites rapidement, car elles n'entament que les téguments et sont encore trop loin de la séreuse pour agir sur elle ; mais, quand on en approchera, on ne saurait trop bien s'assurer que les rapports de la tumeur n'ont pas changé, qu'il ne s'est pas interposé entre elle et les parois du ventre une anse intestinale ou au moins qu'il n'en est pas venu dans la sphère d'action du caustique; car, dans ces cas-là, l'intestin pourrait bien, lui aussi, contracter des adhérences et même être envahi par le sphacèle de la partie du kyste en contact direct avec le caustique. N'est-ce pas ce qui s'est passé dans la 1re observation de Récamier, publiée en 1827 dans la *Revue médicale,* où l'on voit, pendant le courant du traitement d'un kyste du foie ouvert avec la potasse, une fistule stercorale s'établir ; ou bien doit-on accuser la potasse que l'on avait employée et dont on ne peut modérer l'action comme on veut, à cause de sa grande facilité à se liquéfier? Quelle que soit sa cause, c'est un accident contre lequel il faut être en garde en percutant tous les jours la tumeur.

Il y a d'autres précautions à prendre dans l'application du procédé de Récamier; ainsi il ne faut pas seulement se préoccuper de la saillie du kyste ou de l'abcès et regarder ce point comme le lieu d'élection pour l'établissement de la fistule artificielle. Pour un abcès siégeant dans l'épaisseur d'un membre, nul doute que l'on doive attaquer de préférence l'endroit le plus proéminent; mais ici il y a d'autres considérations dont il faut tenir compte, et la chose principale est de faire tous ses efforts pour appliquer le caustique le plus près possible du point vers lequel la poche doit se rétracter, et cela pour deux raisons : si vous ouvrez un kyste ou un abcès du foie, par exemple, dans sa partie la plus déclive, il en résultera que, fixant par des adhérences artificielles le fond de la tumeur dans un point éloigné de celui vers lequel la rétraction doit le porter, vous vous opposerez à cette rétraction; d'un autre côté, si la force de retrait du kyste ou de l'abcès est assez considérable pour vaincre ces adhérences, celles-ci seront énormément tiraillées, comme dans le cas suivant, cité par J.-L. Petit. Il s'agit d'une dame de 65 à 66 ans, qui, à la suite de nombreuses attaques de coliques hépatiques, avait vu une tumeur se développer dans l'hypochondre droit ; cette tumeur, ouverte au dehors, donna lieu à une longue suppuration à laquelle la malade succomba. « A l'ouverture du ventre, on s'aperçut que le stylet enfilait une espèce de ligament allongé qui attachait la vésicule du fiel aux parois du ventre, 1 pouce et demi au-dessous du rebord cartilagineux des fausses côtes. Ce ligament, en forme de cordon, avait 1 pouce et demi de longueur, et dans son épaisseur, il y avait un canal fistuleux qui d'une part se rendait dans la vésicule du fiel, et qui, de l'autre, communiquait avec un petit sac purulent qui était entre les deux muscles obliques et qui se vidait par la fistule extérieure. » La vésicule du fiel « n'avait guère plus que la capacité ordinaire, quoiqu'elle fût sans doute considérablement dilatée lors de la première évacuation de bile par la fistule extérieure ; ses membranes étaient fort dures et avaient le triple de leur épaisseur naturelle » (p. 463). Il est vrai que dans ce cas il ne s'est pas produit d'accidents ; mais les choses vont quelquefois plus loin et il peut s'en manifester, témoin l'observation de M. Leudet, où la rétraction fut si grande qu'elle amena une rupture et une péritonite par épanchement. Voici un extrait de l'autopsie de cette observation : « Le canal artificiel établi par les cautérisations était placé immédiatement au-dessous des fausses côtes droites ; son orifice externe était situé beaucoup plus bas que le bord inférieur du foie, qui était remonté, par conséquent il était tiraillé dans ce sens ; ses tuniques étaient épaisses, fibreuses, et parfaitement intactes jusqu'au niveau de son union avec le kyste ; là on trouvait, à sa partie la plus inférieure, un petit décollement capable d'admettre une sonde de trousse ordinaire ; il suivait le bord inférieur du foie, où des fausses membranes assez fermes lui constituaient un canal presque complet et communiquant avec le péritoine à 4 centimètres environ à droite du ligament falciforme. » Je sais bien qu'il n'est pas toujours facile de remplir l'indication que je signale; mais, toutes les fois qu'il n'y aura pas d'obstacles, il me semble qu'un chirurgien prudent ne doit pas la négliger. On objectera peut-être que ce trajet fistuleux très-oblique, résultant du tiraillement considérable des adhérences, est une des meilleures conditions que l'on puisse souhaiter pour espérer une oblitération complète de ce conduit et la fermeture de la fistule; c'est vrai, mais avant tout il faut songer à ne pas nuire au malade, et c'est une chance nouvelle d'insuccès pour lui, quand on ne prend pas la précaution indiquée précédemment.

M. Bourdon, qui a été élève de Récamier, m'a dit que ce chirurgien n'attendait presque jamais que le caustique eût détruit tout ce qui se trouvait au devant du kyste; après deux applications, il ouvrait avec le bistouri. Il devait alors perdre le bénéfice de son procédé, car évidemment dans quelques cas les adhérences ne devaient pas être formées. Il est plus sage de laisser agir le caustique jusque sur le kyste, ou au moins de lui laisser le temps de détruire toute la couche musculaire; dans ce dernier cas, comme on est arrivé sur le péritoine, l'inflammation adhésive a dû l'envahir, et on peut achever l'opération en enfonçant le trois-quarts; mais il est peut-être encore plus prudent d'employer le caustique jusqu'à la fin, car la pression du trois-quarts peut décoller les adhérences. Notre malade à l'abcès du foie, impatient de se voir soulager, nous força à le ponctionner, avant que la pâte de Vienne n'eût escharifié toute l'épaisseur des parois abdominales, et nous entendîmes, au moment où on enfonçait l'instrument, un bruit particulier nous paraissant se rattacher évidemment au décollement de deux surfaces adhérentes; heureusement il n'en résulta probablement qu'un décollement partiel ou un simple tiraillement, car il ne se produisit pas d'accidents. On pourra donc, pour mettre toutes les chances de son côté, quand on voudra ouvrir le kyste ou l'abcès, le faire avec la pointe d'un bistouri bien tranchant et en coupant plutôt qu'en enfonçant, afin d'éviter le plus de pression possible.

Il arrive quelquefois que l'ouverture faite avec la potasse ou le bistouri n'est pas assez grande, et qu'il faut l'élargir. Je crois qu'alors il n'est pas indifférent de faire le débridement en haut ou en bas; il faudra le faire du côté où le kyste doit se rétracter, en haut pour les tumeurs liquides du foie, je suppose, en bas pour les kystes de l'ovaire. Des incisions dans des sens tout opposés pourraient augmenter, en détruisant de ce côté une partie des adhérences, le danger résultant de la rétraction de la poche, qui tend déjà à affaiblir ces adhérences dans le même point.

Il y a des cas où on voit au fond de l'infundibulum pratiqué par les caustiques les parois du kyste dans une étendue d'un centimètre (variable du reste suivant l'étendue de l'eschare) et un petit pertuis au centre. Dans ce cas, si l'on veut agrandir l'ouverture, on peut débrider, n'importe dans quel sens, sans danger, dans la limite bien entendue que l'on voit ; mais il est peut-être plus rationnel de faire l'inverse de ce que je conseillais tout à l'heure, c'est-à-dire de débrider du côté opposé où doit se faire la rétraction de la tumeur, afin que le parallélisme entre les deux orifices cutané et kystique persiste plus longtemps. Il n'y a donc que dans les cas où le bistouri dépasserait les limites de l'eschare que l'on devrait agir comme je le disais précédemment.

Enfin, toutes les fois que l'on emploie les caustiques, il faut s'assurer avec soin qu'il n'y a pas d'ascite, sous peine de pénétrer dans la cavité péritonéale, comme dans l'observation 5.

Une fois la tumeur ouverte, une bonne condition pour la guérison, c'est d'agir rapidement. Si la tumeur est un abcès ou un kyste suppuré, il est à craindre qu'il ne se soit établi déjà des adhérences avec les organes voisins, adhérences qui en empêcheront le retrait ; il faut donc tout de suite lutter contre ces causes d'insuccès par une compression méthodique qui en contre-balancera les effets. Si, dans ces conditions, en effet, on laissait la poche s'affaisser seule, on courrait le risque souvent d'attendre longtemps, les adhérences.

s'organiseraient de plus en plus, de nouvelles se formeraient, et le malade, pendant ce temps, s'épuiserait.

La même célérité doit être recommandée dans les cas où on a affaire à un kyste non suppuré; il faut le vider promptement, à moins que la fistule artificielle n'ait pu être placée de manière à ne pas trop redouter le tiraillement des adhérences lors de la rétraction de la poche. Celle-ci en effet finira par s'enflammer spontanément ou par les injections irritantes que vous serez obligé de faire; il ne faut donc pas laisser à l'inflammation le temps de fixer le kyste aux parties voisines. Il est à noter en effet que dans les kystes dont je parle, par exemple, les plus beaux succès ont suivi de très-près l'opération; autrement le malade languit et ne résiste souvent pas à la suppuration.

Le kyste une fois vidé, un des meilleurs moyens pour l'affaisser complétement, c'est la compression; mais celle-ci n'est pas toujours facile et surtout toujours tolérée par le malade. Quelques médecins alors ont conseillé de distendre le kyste par des injections, de manière à mettre en jeu son élasticité. Je ne crois pas qu'on atteigne le but qu'on se propose en agissant ainsi; il me semble au contraire que par ces distensions successives, on fatigue le ressort des parois kystiques, et qu'il doit arriver un moment où, quoi qu'on fasse, elles restent flasques.

Malgré tous ces soins minutieux, beaucoup de cas sont rebelles, et on voit les malades succomber souvent; c'est qu'il n'est pas toujours possible de remplir les deux conditions les plus indispensables pour la guérison : agir vite ou alimenter le malade assez longtemps pour qu'il puisse résister à la longueur du traitement. Les adhérences, comme je l'ai dit, ou la nature des parois de la poche, qui sont trop épaisses, gênant la rétraction, prolongent indéfiniment la maladie; il faudrait trouver moyen de soutenir les forces : or l'alimentation est très-difficile dans ces conditions, à cause de l'abondance de la suppuration, qui épuise le malade et le dégoûte ; de l'irritation sympathique ou directe des organes digestifs, et à cause de la suppression ou de la diminution d'une sécrétion nécessaire à la digestion (abcès du foie); enfin la longueur du traitement réagira souvent d'une manière fâcheuse sur le moral du malade, et son appétit sera encore ainsi entravé.

Conclusions.

1° Deux choses sont importantes à connaître dans l'étude des tumeurs abdominales, la nature et le siége.

2° La nature se reconnaît par les phénomènes généraux (cachexies) et l'exploration directe; ces différents moyens sont souvent défectueux.

3° Il y a une cachexie correspondant au cancer et une cachexie correspondant au tubercule; quand elles existent, elles aident en général beaucoup au diagnostic.

4° Mais la cachexie cancéreuse ne se rencontre pas toujours avec les cancers les mieux caractérisés et datant de loin; ce sont les cancers de l'appareil digestif qui paraissent s'accompagner le plus facilement de cachexie.

5° Il est plus rare de voir manquer la cachexie tuberculeuse, quand la strume a concentré ses effets dans le ventre; cependant on l'observe quelquefois aussi.

6° Il n'y a pas de cachexies particulières pour les corps fibreux et les kystes.

7° Des tumeurs de différente nature pouvant se rencontrer avec la même cachexie, la présence de celle-ci induit quelquefois en erreur, au lieu d'éclairer le diagnostic.

8° Le siége d'une tumeur abdominale se reconnaît au moyen de l'examen direct et des troubles fonctionnels; ces différents signes sont bien souvent insuffisants.

9° Il résulte de ce qui précède, qu'on est souvent dans un grand embarras pour établir le diagnostic d'une tumeur abdominale. Aussi faut-il tenir compte de tout, des choses en apparence les plus minutieuses; il faut se défier surtout de douleurs trop vives, même en l'absence de toute cachexie.

10° Les tumeurs abdominales sous-diaphragmatiques sont plus graves que celles du bas-ventre sous différents points de vue; cette différence persiste même pour les tumeurs incurables, les cancers.

11° Les moyens qui peuvent servir à reconnaître les adhérences des tumeurs abdominales sont très-restreints; les plus sûrs ne se rencontrent que dans les cas où ils ne sont plus utiles.

12° La ponction exploratrice n'est pas exempte de danger, mais surtout elle peut induire en erreur, au lieu d'aider au diagnostic.

13° Le procédé de Récamier est le meilleur à employer quand on se décide à ouvrir une tumeur abdominale.

14° Il faut appliquer le caustique le plus près possible de l'endroit vers lequel se rétractera la poche.

15° Il faut avoir soin de s'assurer qu'il n'y a pas d'ascite, ou au moins que le liquide ne remonte pas au niveau de l'application du caustique, et surtout surveiller les déplacements des anses intestinales.

16° Si on est obligé d'agrandir l'orifice fistuleux, il faudra faire le débridement du côté où la poche se rétractera, en haut par exemple pour le foie, en bas pour les kystes de l'ovaire.

17° Une bonne condition pour la guérison, c'est, quand on se décide à agir, d'agir vite.

www.ingramcontent.com/pod-product-compliance
Ingram Content Group UK Ltd.
Pitfield, Milton Keynes, MK11 3LW, UK
UKHW021110290826
14628UKWH00014B/1570

9 782014 114898